RICCARDO AGENO

VINCI CAMPIONE

**Sfrutta la PNL per diventare
uno sportivo vincente**

Titolo

"VINCI CAMPIONE"

Autore

Riccardo Ageno

Editore

Bruno Editore

Sito internet

www.brunoeditore.it

Sommario

Introduzione

Lo sport ha rappresentato più della metà della mia vita, e credo di aver vissuto sufficienti esperienze per scrivere un ebook attraverso il quale trasferire ai giovani allenatori in erba una linea di condotta da seguire, e trasmettere ai trainer esperti qualche consiglio per migliorare se stessi e i propri atleti, affermati e non.

Durante la mia lunga esperienza mi sono trovato a lavorare con alcuni dei migliori allenatori nella mia disciplina sportiva, e adesso, a distanza di anni, mi rendo conto che ci sono stati aspetti di queste persone che si sono rivelati utili e altri che invece hanno influito negativamente, sia sul mio rendimento sportivo, sia sulla mia stessa vita.

Perché, diciamocelo chiaramente, lo sport è, in una certa ottica, una specie di scuola di vita. La differenza fondamentale è che se nello sport sbagli non c'è la paura di rovinarti la vita, nella vita invece la paura c'è, e forse è quella che limita la maggior parte delle persone nel raggiungere i propri obiettivi. Ed è proprio per questo che ho deciso di scrivere un libro indirizzato a chiunque voglia intraprendere una carriera sportiva come allenatore, come coach, cercando di riassumere ciò che ho imparato nello sport che ho praticato per più di un decennio, la scherma, in modo da trovare delle regole valide per tutti gli allenatori.

Non starò certo a istruire un allenatore di calcio su come insegnare ai suoi atleti a battere le punizioni, anche perché non ne ho la più pallida idea, ma voglio provare a dargli degli spunti per capire come fare in modo che i suoi atleti possano battere ancora meglio quelle punizioni, e come gestire uno o più atleti nell'allenamento fisico, psichico, nel loro miglioramento e nelle loro convinzioni.

Per questo mi sono messo a ripensare agli allenatori che mi hanno seguito durante gli anni in cui ho praticato scherma.

Se sono arrivato a vincere una medaglia di bronzo ai mondiali under 17 di sciabola maschile e un campionato italiano under 20 lo devo anche a loro, ma penso anche che i loro atteggiamenti sbagliati abbiano influito sulle mie potenzialità, e se non ci fossero stati, chissà, forse avrei potuto ottenere risultati migliori di quelli che ho conseguito, nonostante questi siano stati comunque dei "signori" risultati.

Da quando ho conosciuto la PNL, per pura passione ho pensato a come avrebbe potuto essere la mia carriera sportiva se avessi trovato una persona che avesse conosciuto anche solo le basi di questa splendida materia e le avesse utilizzate per motivarmi, darmi sicurezza e far crescere la mia convinzione.

Ma il passato è passato, e non si può far tornare il *passato* di nuovo *pomodoro*, perché ormai l'abbiamo passato, ed è buono solo per far la pastasciutta.

Posso, però, trasmettere ciò che ho imparato nell'uno e nell'altro campo, e cercare di unire le due cose per creare un metodo d'allenamento, che forse non s'è mai visto prima, basato sulle tecniche di preparazione fisica, che ho imparato dai libri e grazie al training con coach con la C maiuscola, e sugli strumenti che la programmazione neurolinguistica offre per motivare i nostri atleti e far crescere la loro sicurezza. Purtroppo in Italia queste "novità" sono state adottate solo dagli atleti di maggior spicco: le grandi squadre di serie A, i grandi motociclisti, tutti sportivi con un certo blasone.

Negli sport cosiddetti "minori" o a bassi livelli non sanno neanche cosa sia la PNL, ed è per questo che ho scritto questa piccola guida per gli allenatori che vogliono imparare a usare gli strumenti dei più grandi motivatori del mondo, in unione alle tecniche di preparazione atletica dei migliori allenatori con cui ho lavorato e dei quali ho letto saggi e libri.

Non nego di aver avuto la fortuna di allenarmi con alcuni dei migliori coach del mondo, e di aver conosciuto alcuni dei più bravi atleti nel mondo, ma sarei uno stupido se ti dicessi di pensare a loro come a dei modelli irraggiungibili.

Penso che la cosa più importante che ho imparato da queste persone è il modo in cui affrontavano lo sport, l'allenamento, la loro passione e la loro serietà e costanza, ed è questo che ti voglio trasmettere: la sicurezza che atleti provenienti dallo spazio non esistono e che tutti sono esseri umani come noi. Hanno solo una marcia in più, che è ciò che gli gira nel cervello. Impara questi segreti e avrai anche tu la chiave per forgiare i grandi campioni del futuro! È un sogno? No, è la realtà.

Tutti possono diventare coach, basta sapere come fare e volerlo fare col cuore e con la grinta di dire «Ci credo! Ce la posso fare!» Nel corso del libro cercherò di farti capire perché queste persone sono diventate dei buoni coach sportivi, o perché gli atleti sono arrivati a essere quello che sono diventati, cioè campioni, e di darti delle dritte per poter ottenere quello che loro hanno ottenuto.

Non pensare che io sia un mago con la bacchetta: occorreranno sacrifici ed errori. Passerai periodi bellissimi e pessimi, ma con costanza, passione e dedizione (e magari anche con i miei consigli) sono sicuro che riuscirai a diventare un vincente.

Posso solo lasciarti, prima dell'inizio del primo capitolo, con una frase che una volta mi disse una persona: *«Il vero atleta è colui che dopo una vittoria continua a perseguire i suoi obiettivi come se non fosse successo niente, ma il vero campione è colui che dopo una caduta si rialza a testa alta e continua a perseguire quegli obiettivi».*

Spero che il mio libro possa esserti utile.

Buon Allenamento!
Riccardo Ageno

GIORNO 1:

Trasformarsi in un coach vincente

Credo che l'allenatore sia una delle professioni più affascinanti e complesse che esistano, perché è un mestiere in cui sono necessarie esperienza, conoscenza, capacità di gestione del gruppo e della psiche degli atleti, organizzazione e disciplina.

Credo che un buon coach non debba essere stato per forza eccellente nello sport che insegna, anzi, tutt'altro: spesso e volentieri chi diventa un buon allenatore è difficile che sia un ex atleta che ha conseguito risultati eccellenti in quello sport. Quindi, se rientri in questa categoria, ritieniti già fortunato: hai una buona percentuale in più di altri di diventare un coach vincente! Pensa, esistono addirittura casi di allenatori eccellenti che quello sport neanche l'hanno mai praticato.

Questo non vuol dire, bada bene, che, se sei stato il migliore atleta nel tuo campo, tu non possa diventare anche un ottimo allenatore;

però dovrai capire che non sei più il numero uno e che adesso ci sono altri numeri uno da raggiungere. Devi capire che ogni cosa che facciamo determina ciò che otteniamo e, solo cambiando ciò che noi siamo o pensiamo, riusciremo a fare azioni tali da garantirci risultati vincenti! Ritengo che la **superbia** sia l'unica caratteristica che un allenatore non dovrebbe mai avere; essa limita la visione delle cose, e potrebbe impedirgli un giorno di accorgersi che ciò che insegna è ormai obsoleto, o che i suoi metodi d'allenamento non sono più validi.

Certo, perché lo sport come tutta la vita, è un continuo divenire: pensa a quando dicevano che l'unico modo per fare salto in alto era saltare la sbarra lateralmente, facendo prima una specie di movimento a forbice con le gambe, poi superandola di lato, e infine frontalmente, dalla parte dell'addome.

Era opinione comune che fosse il miglior modo per fare salto in alto e, infatti, è documentato che i salti dei migliori atleti superassero a malapena i due metri e venti. Poi, un bel giorno, arrivò un signore di nome Dick Fosbury che, contro l'opinione comune della gente, cominciò a saltare quella sbarra in modo inusuale: durante la sua rincorsa cercava di saltare e contemporaneamente ruotare il corpo in modo da affrontare la sbarra con la schiena e non con il sedere. Era il 1968, quando Dick vinse le Olimpiadi con quella strana tecnica. Quel record del mondo di salto in alto con lo stile ventrale di due metri e trenta sarebbe stato letteralmente distrutto negli anni a venire.

Da allora **tutti** gli atleti che praticano salto in alto utilizzano il suo stile, il famoso stile *Fosbury*, dato che dal 1968 fino a oggi è stato ritenuto il migliore metodo per saltare la sbarra.

Questo è stato possibile grazie a una mentalità aperta da parte dei vari allenatori del mondo e dall'evidenza tangibile che quello stile migliorava di gran lunga le prestazioni degli atleti, costringendo anche chi era convinto del contrario a doversi ricredere, pena la caduta in picchiata delle prestazioni dei propri atleti rispetto ad altri che avevano invece adottato la tecnica Fosbury. Perché alla fine, ripeto, la verità è sempre questa, *panta rei,* **tutto scorre**: lo sport è in continua evoluzione, e verrà sempre fuori qualcuno con particolari doti o qualche metodo d'allenamento migliore rispetto alle tecniche più diffuse in un preciso momento. La bravura di un allenatore, secondo me, sta proprio in questo: nel saper riconoscere quali sono le strategie vincenti, i metodi d'allenamento migliori, come far sì che questi possano diventare propri, riuscire a prendere il meglio dagli altri per sperimentarlo nelle proprie metodiche.

SEGRETO n. 1: l'atteggiamento degli allenatori deve essere sempre aperto alle esperienze che provengono dall'esterno: esse vanno valutate, studiate, vanno assorbite nei loro aspetti migliori e poi sperimentate. Solo cambiando noi stessi riusciremo a cambiare ciò che otteniamo.

Per questo il primo consiglio che do a chiunque desideri intraprendere la carriera d'allenatore è quello di informarsi.

Leggere libri e seguire corsi sono il primo vero passo che ritengo essenziale per diventare buoni coach sportivi. Il secondo passo è continuare a leggere questo testo e farsi un'idea di come bisogna lavorare. Tornando al primo passo, per essere dei buoni trainer bisogna prima di tutto **diventare** degli allenatori. La prima persona che dobbiamo abituare ad allenare siamo noi stessi; solo dopo esserci riusciti saremo in grado di gestire anche l'allenamento di uno o più atleti. Ho conosciuto tantissimi allenatori improvvisati, persone che diventavano coach giusto per la ricerca disperata di qualche guadagno extra, e sai quanti risultati hanno ottenuto?

Zero, o un paio di colpi di fortuna, ma niente di più. La prima cosa di cui un allenatore non deve tener conto quando decide di intraprendere l'attività sono i soldi che da essa deriveranno: se un allenatore lavora per soldi viene meno la passione, e la passione secondo me è tutto per un allenatore. I soldi verranno quando diventeremo dei coach validi e stimati nell'ambiente della nostra disciplina sportiva, ma è meglio partire puntando su altri principi, per come la vedo io, o non andremo mai da nessuna parte.

Perché non stiamo parlando di un lavoro qualunque, ma di un lavoro che implica talmente tante varianti da risultare persino difficile, per me che scrivo, riassumere a parole quello che ho imparato nella mia lunga esperienza e stando anche a contatto con alcuni dei migliori coach del mondo. Ma cos'è un allenatore? Bella domanda. Essere allenatori di una disciplina sportiva significa tante cose. Un trainer dovrebbe possedere doti uniche, perché sta a lui trasmettere all'atleta o alla squadra quelle caratteristiche vincenti che porteranno risultati positivi.

Per questo, secondo me, l'allenatore dovrebbe essere in primis una persona **coraggiosa**: avere il coraggio di prendere delle decisioni è una cosa fondamentale per qualunque tipo di sport.

Escludere un buon giocatore dalla squadra titolare, adottare una strategia piuttosto che un'altra in una maratona, decidere di impostare un incontro sulla difesa o sull'attacco: sono tutte decisioni, e come tali implicano degli impegni. Sapersi assumere delle responsabilità è segno di maturità e coraggio, doti che all'atleta non dovrebbero mai mancare e che solo un allenatore può riuscire a trasmettere.

In questo modo non solo aumenterà la stima dell'atleta per il suo formatore, ma gli verrà trasmesso anche quel senso di sicurezza che tanto può aiutare nei normali momenti di difficoltà che possono presentarsi durante la stagione sportiva o al momento della singola competizione. Seconda caratteristica importante di un allenatore è quella della **disciplina**. Essere disciplinati secondo me è importantissimo nello sport, specie in rapporto alla crescita degli atleti e alla loro gestione nell'età più giovane. Con i bambini, ad esempio, è fondamentale sia per guadagnarsi il loro rispetto sia per farli lavorare come si dovrebbe.

Per quanto riguarda gli adolescenti e gli adulti, capisco che sia molto più difficile gestirli, perché bisogna essere bravi a riconoscere quando e fino a che punto la corda necessita di essere tirata. Non si può essere troppo lascivi, altrimenti l'atleta finirà col non dare troppa importanza all'allenamento e alle gare, ma nemmeno troppo duri, pena l'instaurarsi di una specie di situazione di paura che porta l'atleta a lavorare in tensione e in soggezione.

A tale proposito, vorrei raccontare una mia esperienza. Durante i miei anni "d'oro" mi sono ritrovato a dovermi allenare con un coach francese molto, molto bravo, probabilmente il numero uno al mondo nelle metodiche d'allenamento. La sua pecca enorme, a mio parere, era il pugno di ferro con cui gestiva il rapporto con gli atleti. Non erano ammesse repliche a quello che faceva e non c'era dialogo, perché lui era il capo e noi gli atleti sottomessi che dovevano ubbidire e basta.

Non accettava consigli (va bene che era difficile dare consigli al miglior allenatore del mondo, ma la vita insegna che non si smette mai di imparare), e qualsiasi errore era punito in maniera molto pesante. Questo atteggiamento aveva instaurato negli atleti un vero e proprio terrore nei suoi confronti: non era possibile affrontare il lavoro con serenità, perché ogni errore era punito; non erano ammessi lo svago o un'uscita serale dopo l'allenamento, perché si poteva incorrere in una punizione.

Non esisteva mai un complimento, poiché quell'uomo concepiva solo punizioni. E di conseguenza noi atleti non potevamo fare altro che temerlo e, inconsciamente, associare solo dolore al lavorare insieme a lui. E i risultati quali erano? C'era qualcuno che riusciva a tirare fuori il coraggio e sfruttare questa cosa potenziandola per dimostrare a questo allenatore quanto valesse, mentre c'era chi si faceva prendere così tanto dalla paura di fallire che andava alle gare con molta tensione, che di certo non giova al raggiungimento di determinati risultati. Riassumendo: un buon allenatore deve sapere bene come gestire il rapporto disciplinare con l'atleta. È necessario riuscire a capire quanto tirare la corda e quando farlo. Non ti lascerò solo, sta tranquillo: nel prossimo capitolo questa parte verrà gestita in maniera molto più approfondita.

Terza caratteristica importante che un allenatore dovrebbe possedere è la capacità di creare un'**intesa** con i propri atleti. Per intesa intendo quella complicità che rende molto legate due o più persone; è il sapere cosa fare solo guardandosi negli occhi, o il saper riconoscere una determinata strategia soltanto con un gesto. L'affiatamento nasce e cresce progressivamente; più tempo due persone passano insieme e si conoscono, più queste persone arriveranno a intendersi.

È sufficiente guardare l'atteggiamento di certi allenatori di calcio o di basket, quando comunicano da lontano con i loro atleti: pensate che nella confusione di un palazzetto o di uno stadio sia possibile che un giocatore che magari è dall'altra parte del campo possa sentire le parole del suo coach? No. Però l'intesa c'è, perché sono persone che lavorano ogni giorno a stretto contatto, e l'atleta sa, magari, che quando il suo allenatore gli rivolge un determinato gesto significa che dovrà agire in un modo specifico. Questo è possibile solamente instaurando una buona intesa, e per far sì che ciò avvenga è necessario che atleta e allenatore abbiano un dialogo aperto, duraturo nel tempo e continuo.

SEGRETO n. 2: per essere tale un buon coach deve avere certe caratteristiche: coraggio, capacità di gestire i rapporti disciplinari con l'atleta, intesa con gli allievi.

Ultima parte importante è la **preparazione**. Non intendo preparazione atletica, ma il saper fare la propria professione. È vero che nella professione di un allenatore sportivo entrano in gioco troppe circostanze, come la bravura e il talento degli atleti, le risorse che mette a disposizione la società o la federazione, ma la preparazione dal punto di vista professionale del coach è **fondamentale**!

Un allenatore che voglia insegnare il calcio, la pallavolo, l'atletica leggera, il basket, qualsiasi sport è tenuto per forza a sapere tutto di quella disciplina, dalle regole fino alla tecnica del gesto sportivo e passando dalla preparazione atletica alla gestione degli allenamenti. Non è possibile pretendere di voler insegnare uno sport se noi stessi siamo i primi a non conoscerne tutte le sfaccettature.

Ma com'è possibile per una persona che è inesperta, o non conosce lo sport nel quale vuole lavorare, arrivare a possedere una preparazione completa su ciò che deve insegnare? I modi per cominciare a imparare la professione di coach sono infiniti, ma io cercherò di riassumerli nei punti che ritengo essenziali. Ti avverto solo di una cosa: ricordati che niente è facile fin dall'inizio, e che tutto è difficile prima di diventare facile.

Dovrai avere la pazienza di imparare, il coraggio di sbagliare e di affrontare le conseguenze dei tuoi errori, prendendo gli insegnamenti del passato non come esperienze frustranti, ma solo come motivazioni per diventare migliore. Se il proverbio dice che *sbagliando s'impara* un motivo c'è: devi sbagliare se vuoi imparare a non sbagliare più, e se vuoi diventare un buon coach dovrai essere preparato e farti tanta esperienza sul campo, giorno dopo giorno, accettare le sconfitte e ogni volta ripartire più convinto di prima. Questo è ciò che hanno fatto tutti i grandi, ed è ciò che dovrai essere disposto a fare anche tu!

È innegabile che la **lettura** e lo studio possano aiutare in qualsiasi disciplina esistente al mondo. I libri sono una grandissima fonte di conoscenza, e comprare libri riguardanti la disciplina sportiva della quale ci accingiamo a diventare maestri può rivelarsi una mossa molto utile per iniziare al meglio.

È assai probabile che non troverai un libro riguardante l'allenamento del singolo sport che ti interessa, specialmente se si tratta di uno di quegli sport considerati "minori", vale a dire quelli che si vedono solo alle Olimpiadi, perché sono sport di minore accesso al pubblico, e dove girano minori finanziamenti e sui quali l'interesse comune non si sofferma se non ogni quattro anni quando d'estate arrivano le Olimpiadi. Però, se è vero che magari non troverai libri sul badminton, sul curling, sull'hockey su prato (con tutto il rispetto per questi bellissimi sport, non è mia intenzione ghettizzarli), è altrettanto vero che esistono libri utilissimi per qualsiasi disciplina. Semplicemente cercando su qualsiasi motore di ricerca nella "grande mela" di internet, potrai trovare, ad esempio, una miriade di libri riguardanti la preparazione atletica, fondamentale per gli sportivi di qualsiasi disciplina e di cui parleremo molto approfonditamente nel capitolo quinto.

Questo già potrebbe essere un ottimo punto di partenza, e magari darti anche dei vantaggi rispetto a quei coach che nascono come ex atleti e quindi basano la loro professionalità solo su ciò che sanno del loro sport, rimanendo chiusi e troppo attaccati a ciò che gli è stato insegnato "ai loro tempi", senza riuscire a cogliere occasioni per migliorare le loro metodiche d'allenamento.

Leggi più libri che puoi, non solo per migliorare le tue conoscenze, ma anche per capire quali sono le giuste tecniche di training, quali sono i meccanismi fisiologici che portano al potenziamento muscolare e tutte le altre cose che sicuramente prima o poi ti serviranno. Se poi riesci anche a trovare libri specifici sullo sport del quale intendi diventare coach, tanto meglio no? Prendi spunto da questa frase, pronunciata da un grande formatore americano di nome Jim Rohn, fa che diventi la tua filosofia: «*Se nei prossimi dieci anni leggerai un libro al mese riguardante la tua attività, con quei centoventi libri diventerai uno dei più grandi esperti che esistano nel tuo campo».*

Se vuoi aumentare la tua velocità di lettura e riuscire a finire i libri in maniera più veloce possibile, esistono dei libri per migliorare le tecniche di memorizzazione e aumentare la celerità di lettura. Ma non voglio dilungarmi su questo discorso, dato che dobbiamo concentrarci su altro.

Ora che hai capito di dover leggere e informarti, bisogna passare all'apprendimento pratico. Perché se da una parte è vero che la teoria di base ci deve essere, dall'altra è vero che se non si sa come fare o insegnare certe cose sicuramente faremo poca strada nel campo dell'allenamento sportivo. L'azione è uno dei pilastri della programmazione neurolinguistica, la scienza pratica che studia l'eccellenza umana, secondo la quale una buona strategia è insufficiente se non è accompagnata dall'**azione**, e solo agendo secondo la nostra strategia otterremo risultati tangibili.

Capisci adesso quanto sia importante imparare la pratica? Ci sono tre modi per imparare la pratica sportiva:

- aver praticato quello specifico sport prima di aver deciso di diventare un coach;

- seguire dei corsi;

- assistere alle competizioni.

E noi passeremo ad approfondire questi vari aspetti uno per uno. È indubbio che **aver praticato lo sport** prima di diventare un coach è sicuramente un punto a proprio favore. Permette di conoscere già di partenza la disciplina sportiva, le sue regole, la tecnica, ma al tempo stesso potrebbe rappresentare un ostacolo.

Mi spiego meglio. Una persona che ha praticato lo sport e poi ha deciso di smettere, per motivi d'età o per altre ragioni, potrebbe essere rimasto per un certo periodo di tempo lontano dalle competizioni. Questo rappresenta un limite, perché lo sport è in continua evoluzione, e magari il nostro coach si potrebbe ritrovare ancorato a metodiche che, già a distanza di pochi mesi, potrebbero rivelarsi obsolete. Se ne potrebbero fare tanti di esempi, come il semplice cambiamento di una regola. Penso al lancio del giavellotto. Era il 1986 quando un giorno il bilanciamento del giavellotto venne modificato, spostato più avanti: prima di quel momento il baricentro del giavellotto era nel centro della lancia, e sembra che ogni atleta potesse sfruttare molto di più la parabola che assumeva dopo il lancio il proprio strumento, ottenendo lanci molto lunghi, non maggiori di quelli dei tempi moderni, ma sicuramente più lunghi di quelli che seguirono questa modifica nei tempi immediatamente successivi.

Quando il bilanciamento del giavellotto venne modificato, credo che ci siano stati molti problemi. Immaginati come deve esser stato difficile adattarsi ai nuovi giavellotti "bilanciati in avanti" per chi lanciava da mesi o anni: significava ripartire quasi da zero.

Ecco fatto un esempio per spiegare ancora una volta che non esiste una metodica d'allenamento sicura in nessuno sport, perché basta il cambiamento di una piccola regola per poter sconvolgere tutto. Di conseguenza, il mio consiglio è anche per chi già conosce lo sport di cui vuole diventare coach: **aggiornati** in continuazione. Nel caso invece non si conosca la pratica sportiva di cui stiamo per diventare allenatori o ci si voglia aggiornare, come ho suggerito prima, l'opzione migliore è quella di **seguire**

dei corsi. Credo che esistano dei corsi per diventare allenatori in ogni disciplina. Penso anche che queste lezioni costino qualche centinaio di euro, ma ai giorni d'oggi qualsiasi corso di formazione per chi vuole imparare a lavorare costa una certa cifra in denaro, quindi mettiti l'animo in pace e sii disposto a investire su questi corsi e su te stesso per poter riuscire a diventare un bravo allenatore.

L'importanza dei corsi sta proprio nel fatto che ci permettono di imparare da persone aggiornate e che hanno esperienza nel settore. Diventare coach di una determinata disciplina sportiva significa anche conoscere le basi della tecnica che la riguarda. Pensa se un coach che volesse insegnare la scherma, il tiro con l'arco o le discipline marziali, non sapesse come si esegue un gesto tecnico. Soprattutto in questi sport dove la tecnica è molto importante, i corsi per imparare o aggiornarsi, secondo me, sono indispensabili.

Va da sé che essi sono fondamentali anche per tutti gli altri sport, anche per quelli un po' meno tecnici, perché un corso potrà trasmetterti qualche nuova strategia da mettere in campo, oppure potrà insegnarti piccoli trucchi per migliorare l'atteggiamento con cui affrontare una gara, o perché addirittura potrebbe farti comprendere quali sono le basi di preparazione atletica della disciplina sportiva in questione.

Ho conosciuto tanti, troppi allenatori che pensavano di poter applicare un certo tipo di preparazione atletica a un determinato tipo di sport, quando, invece, era del tutto inadatto, perché programmato per preparare gli atleti di discipline totalmente differenti. I corsi di formazione vanno frequentati, sono dei validissimi strumenti per diventare dei buoni coach: investire su di essi non significa buttare via soldi o tempo, ma migliorarsi e un giorno avere un ritorno, che sarà economico, ma soprattutto relativo ai risultati sportivi e alle soddisfazioni. Ricorda che un allenatore conosciuto nel mondo dello sport come persona altamente preparata e qualificata troverà sempre un impiego per qualche società, ma soprattutto sarà sempre capace di tirar su atleti dal nulla e migliorare sportivi già formati.

E se, per caso, la disciplina di cui voglio diventare un maestro non avesse corsi di formazione? A questo punto non rimane che parlare dell'ultima opzione: **assistere alle competizioni**. Bada bene: è l'ultima, ma non la meno importante. Se hai la possibilità di poter leggere e fare corsi, sfrutta pure l'occasione di partecipare alle gare.

Anche il solo guardare può esserti d'aiuto per cogliere tutte quelle sfumature di cui magari non ti accorgeresti se rimanessi chiuso tra le quattro mura della tua palestra o tra gli angoli del tuo campo di gioco (perché nel baseball non sono quattro e non intendo escludere i futuri allenatori di baseball). La gara è la massima espressione delle fatiche che l'allenatore e l'atleta fanno insieme per arrivare preparati all'evento. In una competizione, specialmente se vi partecipano molti giocatori seguiti da molti allenatori, sarà possibile studiare e scoprire cose che magari non possono essere imparate in un normale corso di formazione o sui libri.

Perché la competizione è la pura pratica, è il momento in cui si vede davvero chi è bravo, chi sa gestire le strategie, chi sa dare il suggerimento giusto al momento giusto, chi ha la tecnica, chi ha il cervello. Non frequentare questi eventi, non osservare e imparare, sarebbe come avere una laurea e non lavorare: mancherebbe la pratica. La pratica del coach consiste anche in questo, e cioè nel riuscire ad affrontare una gara e nel sapersi comportare in qualsiasi situazione.

Purtroppo non potrò darti tutti i suggerimenti del caso, anche se ci proverò, perché lo sport è talmente vario che non è possibile riassumere mediante regole precise tutti i comportamenti da seguire nelle diverse circostanze e con ogni tipologia d'atleta. Questo perché ci sarà un giocatore che nel momento di difficoltà potrebbe tirarsi su semplicemente ricevendo un rimprovero, ma ce ne potrebbe essere un altro che invece potrebbe abbattersi ancora di più; oppure sarebbe possibile incontrare un atleta che, nel momento in cui sta andando tutto bene e la vittoria sembra ormai scontata, si adagia sugli allori e smette di impegnarsi fino a che non gli si sbraita contro qualche insulto (perché ogni tanto ci vogliono pure quelli).

Come comportarsi? Non c'è una linea guida da seguire, non può esistere, perché nessun coach è uguale a un altro e lo stesso vale per gli atleti. Bisogna solo fare esperienza, essere preparati, coraggiosi, e saper usare il cervello senza farsi prendere troppo dalle emozioni.

SEGRETO n. 3: i primi passi da muovere per diventare un buon allenatore sportivo sono: leggere, frequentare i corsi di formazione e assistere alle competizioni.

Un'altra cosa molto importante che avviene durante le gare è trovarsi a contatto con persone che sono più esperte di noi nella professione che abbiamo deciso di intraprendere. Dobbiamo rassegnarci all'idea che ci sarà sempre qualcuno migliore di noi in qualcosa, ma sarebbe altamente improduttivo piangere su una cosa inevitabile come questa. Per questo motivo ciò che ti consiglio è di **imparare da chi è migliore di te**. Non è facile, perché ci vuole costanza, impegno, determinazione.

Bisogna però comprendere che stare con chi riteniamo più bravo di noi può servirci a capire come quella persona agisce in determinate situazioni, quali sono i valori e le metodiche in cui crede, perché pensa in un certo modo e come fa a ottenere risultati. Entrare a contatto con qualcuno più preparato di noi rappresenta uno sprone per provare a diventare migliori. Dovremmo sempre osservare queste persone e imparare da loro tante cose.

La PNL ci offre un ottimo strumento per imparare da chi è migliore di noi: il **modellamento**. D'altronde la stessa programmazione neurolinguistica nasce come scienza atta a studiare modelli d'eccellenza umana da cui estrapolare regole di comportamento vincente applicabili da chiunque.

Ne parleremo approfonditamente nell'ultimo capitolo, ma già da adesso voglio darti alcune dritte che sicuramente ti torneranno utili. Se ne hai occasione, ti consiglio di parlare con chi è migliore di te, di non farti scrupoli a chiedergli tutto ciò che ti passa per la testa: domande, consigli, dubbi o anche uno scambio d'opinioni sono cose che possono sempre migliorare le tue conoscenze.

Poi, se la persona in questione accetta, potresti chiedergli di andare a vederlo durante gli allenamenti. Questo è un punto molto importante, ma non sempre realizzabile, perché magari si possono trovare persone brave ma restie a rivelare i propri segreti per paura della "concorrenza". Ritengo questa cosa molto stupida, ma non siamo tutti uguali e non tutti devono per forza pensarla come me.

Andare a vedere un coach più esperto durante le sue sessioni d'allenamento ci permette di accedere a molte informazioni. Innanzi tutto, possiamo osservare quali adattamenti tecnici questa persona adotta:

- insegna a fare le cose in un certo modo oppure in un altro?
- e perché preferisce far muovere l'atleta in un certo modo piuttosto che in un altro?
- quali sono le tecniche che predilige e quali quelle in cui non crede?
- perché?

Poi, durante l'allenamento, potremo ascoltare i consigli che dà ai suoi atleti, il modo in cui si rivolge a loro:
- è duro nel dare gli ordini?
- è gentile con i suoi atleti?

- quali sono le cose a cui adduce motivazioni?

- quali invece non hanno bisogno di essere motivate?

- perché?

Ultimo aspetto, ma non meno importante degli altri, è osservare la strategia che adotta, sia per la preparazione atletica sia per la gara vera a propria:

- preferisce che l'atleta agisca in un modo o in un altro?

- ha delle strategie o delle tattiche che possono esserti utili?

- come alterna gli allenamenti di preparazione atletica?

- perché?

È ovvio che dopo aver assistito allo spettacolo non dovrai rimanere lì con le mani in mano, ma applicare subito ciò che hai imparato, e farlo diventare tuo, altrimenti sarà stato del tempo perso e quindi una cosa inutile. L'**azione** è ciò che porta l'esperienza, è ciò che ti farà crescere: ricordati sempre di mettere in pratica le nozioni che apprendi, o rimarrai un grande conoscitore della teoria che non ha la minima idea di cosa sia l'azione.

Potrebbe anche verificarsi che l'allenatore in questione non ti conceda la possibilità di imparare da lui o di assistere ai suoi allenamenti. In questo caso la gara diventa un'ottima occasione per imparare qualcosa di buono!

Questo allenatore non ti potrà impedire di assistere a una competizione, né potrà negarti l'opportunità di osservarlo all'opera. Ovvio, magari non potrai chiedergli nulla, perché non si lascia neanche avvicinare, ma nessuno ti potrà mai vietare di guardarlo all'opera e dedurre dai suoi comportamenti le strategie e le tecniche che adotta, per lo meno in gara, e anche qualche suggerimento tecnico.

Una situazione che si potrebbe presentare è la seguente, ad esempio, l'atleta che segue è in un momento di difficoltà:

- come si comporta l'allenatore che stiamo osservando?
- con che tono gli si rivolge?
- preferisce dare suggerimenti rivolti a sottolineare gli errori tecnici, a cambiare strategia o proporre soluzioni riguardanti il lato emotivo?

- cosa gli dice?
- perché?

Oppure potremo osservare come si comporta prima della gara o durante le pause:

- come fa riscaldare l'atleta o la sua squadra?
- quanta importanza dà al riscaldamento?
- come si rivolge ai suoi atleti nel pre-gara? È freddo e distaccato o è amichevole?
- che atteggiamento ha con i giocatori durante la gara o nelle pause?
- perché?

E infine potrai osservare le sue reazioni:
- è nervoso o cerca di non far trasparire le sue emozioni?
- si arrabbia o rimane sempre calmo?
- che tipo di linguaggio utilizza?
- che suggerimenti preferisce dare?
- perché?

SEGRETO n. 4: è possibile imparare da chi è più bravo di noi anche semplicemente osservandolo durante il suo lavoro in allenamento oppure in una situazione di tensione come durante una competizione.

Capisci adesso come possa bastare osservare una persona all'opera per poterne carpire qualche segreto? Il gioco sta tutto nell'osservare: più partecipi alle gare, più potrai guardare i vari allenatori all'opera. Ovviamente è più facile focalizzarsi su un solo coach, ma nel caso ce ne fosse più d'uno, ti prego di cercare di esaminarli tutti e il più possibile.

Non è detto che un allenatore professi la *verità assoluta*, magari anche il migliore potrebbe dire cose che non ti tornano o su cui non sei d'accordo, mentre magari un coach meno conosciuto potrebbe attirare la tua attenzione grazie a un aspetto del suo comportamento che ritieni giusto e pensi possa portare dei vantaggi. Non ti focalizzare mai su una sola persona, a meno che tu non abbia altre possibilità! Cerca sempre di prendere il meglio da tutti quelli che conosci, tenta sempre di avere una mentalità aperta, perché si può imparare ogni giorno qualcosa di utile da chiunque incontrerai lungo la tua strada. Osservare queste persone all'opera ti permetterà di migliorare te stesso, la tua tecnica, il tuo approccio con l'atleta. Ne parleremo più specificamente nel prossimo capitolo, ma voglio introdurti in adesso l'argomento, cercando di seguire il filo logico che ho tenuto in questa prima parte.

Abbiamo parlato di imparare dalle persone che sono migliori di noi, e abbiamo visto quali atteggiamenti e segreti poter carpire solo osservandoli o, meglio, standoci addirittura a contatto. Ma questo serve se non abbiamo chiari il comportamento e il rapporto da tenere con i nostri atleti? Ancora una volta la risposta è no. Se c'è una cosa che ho imparato da quando leggo libri di PNL e crescita personale, è che diventa inutile avere una conoscenza teorica se non viene poi applicata nella pratica.

Come si suol dire: «*Un buon pensiero senza l'azione non porta alcun risultato, al pari di un'azione fatta senza pensare*». Quindi, a cosa servirebbe tutto questo lungo discorso del primo capitolo su come si può imparare la teoria da chi è più bravo di noi, se questa non venisse applicata nella pratica? Quello che devi capire è che, ogni volta che tu imparerai una cosa, anche la più piccola, essa diventerà automaticamente utile solo nel momento in cui tu l'applicherai: hai scoperto una nuova tecnica per migliorare l'abilità del tuo atleta? Insegnagliela! Hai scoperto nuovi metodi per perfezionare la preparazione atletica? Utilizzali! Hai visto che un modo di porsi agli atleti porta più risultati rispetto a un altro? Cambia!

La teoria è la base da cui partire, ma è la pratica ciò che porta risultati. Su questo punto non si può discutere, e per fare la pratica è necessario lo scambio con un'altra persona, che non sei tu, ma è il tuo **atleta**. Si lavora in due: tu da solo sei inutile, l'atleta senza di te è perso.

È la tua realtà! Accettala e sappi sfruttare questo legame per farlo diventare profondo, per trasmettere al tuo atleta il coraggio, la disciplina, le tecniche migliori che conosci. Impara a capire quando c'è da tener tesa la corda della disciplina, e a comprendere quando viceversa puoi permetterti di mollare un po' il pugno di ferro; cerca di capire quali sono i giusti comportamenti da tenere con il tuo atleta sia durante l'allenamento quotidiano sia durante una situazione tesa come una competizione. Impara a gestire l'atleta, le strategie, le tecniche, e gli allenamenti, e diventerai il miglior coach del mondo!

SEGRETO n. 5: la teoria è la base da cui partire, ma l'unico modo per raggiungere obiettivi e successi sportivi è applicare le conoscenze alla pratica di tutti i giorni.

RIEPILOGO DEL GIORNO 1:

- SEGRETO n. 1: l'atteggiamento degli allenatori deve essere sempre aperto alle esperienze che provengono dall'esterno: esse vanno valutate, studiate, vanno assorbite nei loro aspetti migliori e poi sperimentate. Solo cambiando noi stessi riusciremo a cambiare ciò che otteniamo.

- SEGRETO n. 2: per essere tale un buon coach deve avere certe caratteristiche: coraggio, capacità di gestire i rapporti disciplinari con l'atleta, intesa con gli allievi.

- SEGRETO n. 3: i primi passi da muovere per diventare un buon allenatore sportivo sono: leggere, frequentare i corsi di formazione e assistere alle competizioni.

- SEGRETO n. 4: è possibile imparare da chi è più bravo di noi anche semplicemente osservandolo durante il suo lavoro in allenamento oppure in una situazione di tensione come durante una competizione.

- SEGRETO n. 5: la teoria è la base da cui partire, ma l'unico modo per raggiungere obiettivi e successi sportivi è applicare le conoscenze alla pratica di tutti i giorni.

GIORNO 2:
Come comportarsi con gli atleti

L'atleta è il "mezzo" attraverso il quale l'allenatore ottiene i suoi risultati. Come detto nel capitolo precedente, non è possibile sciogliere questo legame, perché non esiste un allenatore che ottenga risultati senza allievi e non esistono atleti che ottengano risultati senza un trainer che li allena.

Ma è altrettanto vero che un allenatore deve saper distinguere gli atleti su cui puntare e quelli su cui svolgere un normale lavoro di routine: non è un atteggiamento da opportunisti, ma è dettato dalla necessità di gestire al meglio i tempi. Perdere tempo per giocatori che non hanno voglia di lavorare non solo toglie spazio a chi invece è serio e s'impegna, ma ci fa perdere l'opportunità di far migliorare chi è valido a scapito di chi invece non lo è.

Perché uno dei concetti che trasmette la PNL è che l'unica persona che tu puoi controllare non è altro che te stesso: tutte le persone che ci circondano agiranno sempre e comunque secondo la propria volontà, e l'unica cosa che potrai fare è cercare di influenzarli affinché si comportino come ti torna meglio, ma non potrai mai averne il controllo completo. Siamo sei miliardi di persone nel mondo e nessuno di noi ha lo stesso punto di vista dell'altro.: sei miliardi di diversi punti di vista che rendono la nostra specie unica nel suo genere, proprio per questa diversità che contraddistingue ogni individuo.

Lo stesso discorso vale per gli atleti: potrai cercare di influenzarli e far capire loro come è giusto comportarsi, con quale serietà affrontare gli allenamenti, quando è il momento di divertirsi e quando quello di far sul serio, ma non potrai mai controllarli, e ogni cosa che faranno avverrà solo perché saranno loro a volerla.

Quindi, la cosa che tu devi fare è quella di creare le condizioni affinché agiscano come tu preferisci, lavorare in modo che possano vedere le cose come le vedi tu, e hai trovato sicuramente il libro giusto per capire come fare. Innanzi tutto individuiamo due diversi compiti che ti ritroverai a dover svolgere una volta intrapresa la professione di coach:

- forgiare nuovi atleti da zero;
- prendere atleti già formati e migliorarne le prestazioni.

Sono entrambi compiti difficili per diversi aspetti. Perché se è vero che per forgiare nuovi atleti ci vuole costanza, pazienza e dedizione, per migliorare atleti già formati (magari da altri coach) bisogna invece dedicare buona parte del tempo alla correzione degli errori e all'instaurarsi di quel rapporto di intesa di cui ho parlato nel capitolo precedente e che non ci può essere dall'inizio perché fino a oggi non hanno mai lavorato con te.

Cominciamo quindi dal principio e facciamo conto che il nostro compito sia quello di forgiare atleti, per l'appunto, che partono da zero. È molto probabile che essi siano bambini, ma potrebbero anche essere più grandicelli, e quindi dovremo esaminare entrambi i casi, facendo esempi diversi su come comportarsi.

La prima caratteristica da analizzare per un atleta che comincia da zero è il **fisico**: si sta parlando di sport, e il fisico conta quasi in tutti gli sport. Un giocatore con un buon fisico ha sicuramente maggiori possibilità di riuscire rispetto a uno con minore prestanza fisica, se si esclude la componente psicologica e intellettiva. L'analisi della componente fisica non serve soltanto a farsi una prima idea su quanto l'allievo sia promettente, ma anche a capire il suo eventuale ruolo nella squadra e la sua probabile specializzazione.

Ho conosciuto persone che giocano a rugby; ne ho conosciuta più di una. Grande sport il rugby: si riempiono di botte, si fanno un male assurdo, però c'è una classe e un rispetto per l'avversario che si trova davvero in poche altre discipline. Osservando attentamente i giocatori di rugby, avevo notato che esistono alcuni che sono veri e propri colossi: bestioni con le spalle larghe, colli tozzi, ben piazzati fisicamente, che incutono paura solo a guardarli. Poi ne esiste un'altra tipologia, dal fisico mingherlino, agile, sicuramente adatto per la corsa veloce e non per le mischie.

Non conoscendo il rugby, chiesi ai ragazzi magri come facessero a prender botte senza finire ogni volta all'ospedale, perché ero convinto che prendere botte fosse la strategia più comune nel rugby. La loro risposta mi fece capire che in realtà nella squadra esistevano diversi ruoli, e ognuno di loro doveva avere caratteristiche fisiche diverse. Un'*ala* (si chiama così) non può avere un fisico adatto alle mischie, perché una persona grossa e impacciata non corre velocemente, non sguscia. Una persona mingherlina e veloce sì!

Stesso discorso vale per la scherma, lo sport che ho praticato per anni. Esistono tre armi nella versione moderna di questa disciplina sportiva: sciabola, fioretto e spada. Ognuna con caratteristiche diverse, che richiede una predisposizione fisica, ma soprattutto mentale, totalmente differente dalle altre. Ne parlerò dopo, quando discuteremo delle caratteristiche mentali.

Tornando alla nostra selezione, abbiamo capito come il fisico possa influenzare sia le prestazioni future di un atleta, sia l'eventuale scelta di un ruolo o di una specializzazione nella squadra o nella stessa disciplina sportiva. Ma come comportarsi allora di fronte ad atleti che non sono poi così portati fisicamente per il nostro sport? Ritengo che il **rispetto** sia essenziale. Troppi allenatori sbruffoni non prendono in considerazione ragazzi che da piccoli non sono messi tanto bene fisicamente, ma con lo sviluppo esplodono e diventano veri fenomeni, e viceversa considerano magari bambini più prestanti che poi da adulti diventano vere nullità a livello di prestanza fisica. Quindi, sempre con rispetto, bisogna analizzare la situazione della persona che si ha davanti.

Posso ritrovarmi di fronte a un individuo obeso, e allora la cosa migliore da fare sarebbe consigliargli una dieta. Se è un bambino, devo comportarmi così anche soltanto per prendersi cura del suo stato di salute, anche se in futuro crescerà e non sarà più obeso; viceversa, se è un adulto, bisogna fargli capire che dimagrire non è un sacrificio, ma è il mezzo attraverso il quale potrà ottenere risultati in futuro.

Il rispetto verso i nostri atleti rimane sempre e comunque la linea guida da seguire: cerchiamo sempre di vedere il bicchiere mezzo pieno e non mezzo vuoto, dobbiamo sempre provare a tirar fuori da qualunque persona i suoi pregi, rafforzandoli, e cercare di correggere i suoi difetti. Se poi non fosse possibile perché è lo stesso atleta che si rifiuta, è giusto tentare di riportarlo sulla retta via, ma se non volesse proprio seguirci, non sarebbe rispettoso continuare a perdere tempo, e potremmo anche delegare il nostro lavoro ad altri o comunque dedicargli meno tempo. Per quanto riguarda invece l'analisi fisica di un atleta già formato, bisognerà soprattutto valutare la sua preparazione e il suo stato di forma. Può succedere di arrivare ad allenare giocatori con grandi potenzialità, ma che in passato si sono allenati male e non hanno sviluppato al meglio queste risorse, oppure può capitare di allenare atleti reduci da un infortunio, ma di questo parleremo nel quinto capitolo.

Potrebbe anche capitarci di dover allenare un atleta che, per i più svariati motivi, sia sottopeso o sovrappeso: in questo caso dovremo informarci su cosa mangia, quanto mangia, e stabilire (possibilmente con l'aiuto di un dietologo o di un nutrizionista) un regime alimentare a cui sottoporre l'atleta per farlo giungere al suo peso forma e poter lavorare al meglio con lui.

Detto questo, passiamo ad analizzare la seconda caratteristica, e cioè la **mente**. Se è vero che la valutazione fisica è utile a farsi un'idea riguardo all'atleta principiante, dato che un giocatore ormai formato dovrebbe già avere un fisico adatto allo sport che ha scelto, la valutazione della mentalità di uno sportivo vale per tutti. Ritengo che ci siano dei punti fondamentali che un atleta dovrebbe rispettare, punti che presto ti esporrò e che sarà tuo compito cercare di far comprendere al tuo allievo.

Non preoccuparti però: non sarai solo. Il terzo capitolo sarà dedicato interamente alla preparazione psicologica, quindi sei in una "botte di ferro". Tornando alla mentalità del nostro atleta, dobbiamo innanzi tutto osservare la sua serietà. Se è un bambino che inizia a muovere i primi passi nella tua disciplina, il compito non è poi così difficile, ti basterà andare un po' avanti con la lettura di questo capitolo; il problema sopraggiunge quando ci troviamo davanti a un adulto.

Una persona grande, o un adolescente, è molto più difficile da plasmare rispetto a un bambino: ha ormai vissuto le sue esperienze, è maturo, e quindi cambiare la sua mentalità non sarà facile.

Ma ci si può riuscire sfruttando alcuni meccanismi della mente umana che ti verranno esposti nei prossimi capitoli. L'importante è analizzare alcuni aspetti della persona che ci sta di fronte, le sue "tendenze". Cosa intendo per tendenze? Mi riferisco a tutti i comportamenti giusti o sbagliati che il soggetto tende a manifestare.

Esistono persone tendenzialmente piene di paure e insicurezze, e starà all'allenatore aiutarle a sconfiggerle. C'è il soggetto che pecca di presunzione, e anche in questo caso sarà nostro compito riuscire a fargli capire quando usare la sua presunzione e quando invece limitarla per non fare figuracce. Troveremo soggetti pieni di convinzioni che limitano le loro prestazioni, soggetti pigri che hanno poca voglia di lavorare, insomma, soggetti di ogni tipo. Questi possono essere i papabili atleti con cui tu un giorno ti troverai a lavorare.

Inoltre, potremo arrivare anche a valutare le caratteristiche caratteriali per poter capire in quale ruolo o specializzazione è più opportuno orientare il nostro atleta. Si ritorna all'esempio delle tre armi della scherma, esempio lampante per poter capire come il carattere sia determinante nella scelta. La sciabola è un'arma più violenta, irruenta e istintiva: una persona calma e flemmatica di certo non è destinata a diventare uno sciabolatore. Questa persona sarà più portata per far spada, dato che è un'arma lenta, dove gli atleti si studiano a lungo prima di agire. Infine abbiamo il fioretto, che è una via di mezzo tra queste due: veloce, ma preciso, ci vogliono furbizia e riflessione, ma anche dei bei riflessi per essere un bravo fiorettista.

L'essenziale, però, è riuscire a capire fino a che punto vale la pena insistere con gli atleti: la mentalità è la cosa più difficile da cambiare e dipende sicuramente in maniera maggiore, secondo me, dalla volontà dell'atleta e non dalla nostra.

Il concetto base è considerare tutti i nuovi atleti allo stesso livello, almeno all'inizio, valutarne e analizzarne punti deboli e punti di forza sia fisici sia psicologici e lavorare per mantenere le qualità e migliorare le debolezze. Il tutto a patto che ci sia collaborazione: non è rispettoso nei confronti dell'atleta smettere subito di spronarlo, perché non riesce a adattarsi ai cambiamenti che vorremmo ottenere da lui, ma non è neanche corretto nei nostri confronti stare a perdere tempo con atleti che nonostante il nostro sforzo continuano a non collaborare. Quelli sono da scartare, o da affidare alla supervisione di altri, in quanto perdite di tempo.

Ovviamente, ciò non significa chiudere totalmente le porte: un giorno, magari, potrebbero ripensarci e cambiare da soli, senza che tu debba sforzarti, e solo allora potrai tornare a contare su questi atleti.

Purtroppo al giorno d'oggi troppi allenatori tendono a pensare d'aver ragione a priori. Non considerano mai che il loro modo di porsi verso gli atleti può non andare bene per alcuni soggetti, contraddistinti da grandi potenzialità che non vengono espresse per mancanza di feeling col loro coach.

È abitudine comune alla stragrande maggioranza degli allenatori mollare subito un atleta che ritengono scarso, pigro, o poco serio, senza almeno aspettare o provare in tutti i modi a farlo migliorare. Etichettare gli altri è un errore, al pari di perdere tempo nella speranza che un atleta non intenzionato a migliorare possa cambiare solo perché continuiamo a sforzarci. In sintesi: non sbattere troppo la testa su un muro pensando che cada, ma almeno qualche volta provaci, perché magari potresti trovare qualche passaggio nascosto.

SEGRETO n. 6: valutare prestanza fisica e mentalità di un atleta è il primo passo per fare una buona selezione.

Per finire, l'ultima caratteristica da analizzare è l'**ambiente** in cui il nostro atleta è inserito. Questo aspetto non è né controllabile né influenzabile da noi. Con la frase "ambiente in cui il nostro atleta vive" io intendo tutto ciò che è esterno al luogo degli allenamenti, che caratterizza la vita personale del nostro giocatore: i parenti, gli amici, le risorse economiche della sua famiglia (o di lui stesso, se si tratta di un adulto indipendente), la scuola o il lavoro che fa, e tanti altri elementi che non sto a scrivere per non rendere troppo noioso il discorso. Non è mia intenzione far dormire nessuno, anzi, ti voglio bello sveglio!

Iniziamo dai parenti, soprattutto dai genitori. La mia esperienza mi ha portato a classificare i genitori in tre categorie: genitori-piaga, genitori-inutili e genitori-utili. Ovviamente le definizioni sono ironiche e non intendono offendere nessuno.

I genitori-piaga sono, come dice la parola, quelli che non solo sono inutili, ma rappresentano un grosso ostacolo allo svolgimento del nostro lavoro. Un padre o una madre, quando porta il figlio agli allenamenti, dovrebbe tenere a mente alcuni punti fondamentali:

- suo figlio non è superman: il genitore non può assolutamente pretendere troppo da lui, altrimenti creerà frustrazione;

- l'allenatore di suo figlio sei tu, non lui; anche se il genitore fosse un veterano della disciplina sportiva, tu sei l'allenatore e deve portare rispetto sia a te sia al tuo lavoro;

- se il genitore è ansioso e vede in suo figlio ciò che lui non è mai stato, non osi mettere bocca nelle decisioni dell'allenatore, perché deve capire che sono scelte fatte solo per il bene e il miglioramento dell'atleta, e non per realizzare i suoi sogni.

Detto questo, nel caso ci si trovi di fronte a un classico esempio di genitore-piaga, che potrebbe essere quello che rimprovera il figlio dopo una sconfitta, o quello che magari va a protestare dall'arbitro senza reali motivazioni, bisogna fargli capire, che ad allenare siamo noi. Essi non sanno qual è il giusto atteggiamento da tenere agli allenamenti o in gara, e non devono intromettersi in cose che non gli competono. Lasciamo che i genitori facciano i genitori e che gli allenatori facciano gli allenatori.

Sono stato un po' duro su questo punto perché è giusto essere convinti sul da farsi quando ci troviamo davanti a questo tipo di persone; ovviamente non bisogna mai mancare di rispetto a nessuno o usare maniere forti, se non sono strettamente necessarie: è sempre meglio essere delicati e gentili per ottenere quello che vogliamo. Se poi con le buone ne traiamo nulla, è legittimo adoperare le maniere forti, e allontanare i genitori dal nostro lavoro con la giusta gentilezza.

Le altre due categorie di genitori sono i genitori-inutili e i genitori-utili. Ne parlerò contemporaneamente, perché alla fine non rappresentano alcun problema. I genitori-inutili sono neutrali al massimo e non si azzardano a mettere bocca nel lavoro del coach. Buono, anzi ottimo, se non fosse per alcuni piccoli particolari: il fatto che non s'intromettono è talmente marcato che non fanno veramente niente. Non portano i figli all'allenamento se noi non glielo diciamo, non comprano l'attrezzatura, non portano i ragazzi alle gare: insomma, vi sobbarcano spesso di un lavoro in più che non dovrebbe spettare a voi, facendovi perdere tempo. Al contrario i genitori-utili sono, secondo me, la categoria migliore di persone: essi capiscono come comportarsi e sono loro a informarsi su ciò che devono fare. Si aggiornano da soli sulle gare, seguono i figli con interesse senza mai ergersi a conoscitori supremi della disciplina sportiva. Questo tipo di genitori può solo fare del bene al vostro lavoro e dare al vostro atleta quello sprone in più che voi non sapreste offrirgli, poiché non siete la sua famiglia.

SEGRETO n. 7: è opportuno valutare la tipologia di persone che sta intorno all'atleta e allontanare il più possibile quelle che potrebbero ostacolare il nostro lavoro.

Passiamo adesso a parlare dell'ambiente che circonda un atleta in generale. È normale che un giocatore sia condizionato da ciò che gli succede intorno. Con i tempi che corrono assistiamo a separazioni dei genitori, a problemi economici, a tante cose che potrebbero minare, e anche seriamente, la serenità del nostro pupillo. Proprio qua entra in gioco la bravura dell'allenatore. Nel caso in cui l'ambiente esterno condiziona in negativo le prestazioni del nostro atleta, è nostro compito cercare di distogliere il suo pensiero da ciò che lo affligge al di là dal campo d'allenamento.

I problemi esterni sono separati dal momento dell'allenamento o delle competizioni e tali devono rimanere! Il nostro allievo deve cominciare a vedere l'allenamento o la gara come un modo per riuscire a liberarsi da ogni pensiero cattivo o pesante che gli gira per la testa: lo sport deve diventare la sua valvola di sfogo, ciò che lo fa **sorridere**. In questo modo, oltre a vivere più sereno, assocerà l'allenamento (o la gara) al piacere di divertirsi e di fuggire dalle cose brutte che ci sono intorno a lui. Lo sport è la valvola di sfogo che allontana il nostro atleta da tutti i problemi che possono presentarsi nell'ambiente esterno in cui vive.

Per quanto riguarda il resto, ci sono da fare alcune considerazioni importanti. Può succedere che un bambino, o un atleta adulto, sia condizionato negativamente dagli amici. Soprattutto i bambini, con la loro aria innocente, a volte sono molto cattivi tra di loro. Può capitare che un ragazzo che pratica uno dei cosiddetti "sport minori" venga preso in giro a scuola, o altrove, dagli altri compagni. Oppure può capitare che un adulto venga "traviato" dagli amici, i quali vorrebbero andare fuori a festeggiare, mentre il nostro giocatore non può, perché la mattina successiva ha una gara o un allenamento importante.

Nel primo caso sta all'allenatore cercare di far capire al bambino che deve tapparsi le orecchie quando lo prendono in giro e che, se a lui piace davvero la disciplina sportiva che ha scelto, deve continuare a praticarla. Perché, che lo prendano in giro o no, lui si divertirà comunque. Nel secondo caso invece bisogna essere capaci di sensibilizzare il nostro atleta alla responsabilità.

Non è giusto limitarlo troppo ed essere troppo restrittivi, specialmente se è adolescente: è giusto che i nostri giocatori vivano la loro vita, ma bisogna far capire loro anche che ci sono momenti in cui ogni tanto ci si può permettere d'alzare il gomito e e circostanze in cui bisogna essere seri e allenarsi senza perdere di vista il nostro obiettivo. Nel caso in cui un atleta non abbia molte possibilità economiche, è compito del coach aiutarli a trovare qualche agevolazione, o prestargli l'attrezzatura fino a che veramente non gliene servirà una personale. Purtroppo, questa è la vera pecca dello sport: non ci sono sovvenzioni per chi non se lo può permettere, e il massimo che un allenatore può fare è cercare di dare una mano ai suoi atleti fino a che i costi non diventano troppo proibitivi.

Come linea generale, ricorda che un buon coach deve sempre saper regolare flessibilità e pugno di ferro, in modo da saper gestire con cervello ogni situazione e risolverla nel migliore dei modi. A questo punto non ci resta che capire come riuscire a fare una selezione degli atleti. Dopo che abbiamo analizzato quali componenti (fisica, mentale, ambientale) devono servirci come specchio per poter valutare la situazione, possiamo cominciare a fare selezione.

Cosa intendo per selezione? Il comportamento da adottare con gli atleti che alleneremo. Per una questione di rispetto non è giusto snobbare completamente i giocatori che non danno risultati o che non soddisfano le caratteristiche che noi riteniamo necessarie, dato che molto probabilmente lavoreremo per una società e saremo pagati per lavorare con chiunque. Non ci è vietato, però, fare selezione: quando un atleta promette bene e vediamo in lui un potenziale campione del futuro, è arrivata l'ora di scommettere su di lui. Se da una parte è vero che dobbiamo allenare tutti perché siamo pagati per farlo, è anche vero che gli stalloni di razza vanno trattati un po' meglio dei ronzini.

Se un atleta è promettente, possiamo anche permetterci di lavorare di più con lui, magari di chiamarlo anche in orari extra a quelli di allenamento ordinari, coltivarlo e puntare di più su di lui. Ci sono però degli sport in cui è strettamente necessario che il nostro atleta migliore debba per forza allenarsi con qualcuno.

Sto parlando di tutte quelle discipline in cui c'è bisogno del cosiddetto *sparring partner*, vale a dire un atleta che alleni il compagno più forte in modo da abituarlo allo scontro diretto con l'avversario. Sport come la boxe, la scherma e le arti marziali necessitano tutti di uno sparring partner.

La bravura dell'allenatore sta proprio in questo: gestire da una parte la crescita dell'allievo più bravo e dall'altra fare in modo che gli sparring partner siano più preparati possibile per mettere in difficoltà l'atleta, per farlo allenare con persone che possano eguagliarlo, magari anche batterlo, e quindi abituarlo alla competizione.

Per quanto riguarda invece gli sport di squadra il discorso è leggermente differente. È normale che in una squadra ci sia il giocatore più forte, ma non dobbiamo limitarci a sperare che lui ci salvi sempre, poiché se la squadra non gira si perdono le partite. Quindi sarà compito del bravo allenatore riuscire a gestire il gruppo, a farlo giocare in modo da esaltare la bravura dell'atleta di punta, senza mai però far sentire da meno gli altri.

Non dobbiamo creare contrasti, al contrario, bisogna far capire a tutti l'importanza del gruppo e della squadra. La selezione quindi ci deve essere, e questo è lecito, ma bisogna, come detto poco fa, essere flessibili in ogni situazione. Ad esempio: se ci trovassimo a lavorare con bambini, specialmente quelli che iniziano da zero a muovere i primi passi nella nostra disciplina sportiva, come ci si dovrebbe comportare? In questo caso non sarebbe giusto fare distinzioni. Spesso i bambini piccoli neanche possono fare le gare e quindi è difficile capire chi darà o no risultati. Poi, c'è chi cresce prima e chi cresce dopo: può succedere che nell'età dello sviluppo un atleta maturi prima e quindi sbaragli tutti i suoi concorrenti non ancora cresciuti, ma quello stesso atleta potrà facilmente sparire una volta che tutti gli altri saranno diventati come lui.

Di conseguenza trovo abbastanza stupido puntare su un atleta quando ancora stiamo lavorando con dei bambini, ma bisogna farli crescere tutti insieme e devono migliorare per un bel periodo di tempo come se seguissero tutti la stessa evoluzione. Quando arriveranno i primi veri risultati, allora potremo fare una selezione.

Essa deve essere rivolta ad atleti dai tredici-quattordici anni in su, vale a dire quando, in media, tutti quanti completano lo sviluppo. È proprio a questo punto che dovremo cominciare a valutare i risultati e le prestazioni dei singoli atleti. Così, quando ci troveremo davanti ad atleti che, nonostante i nostri sforzi, continueranno a non ottenere risultati o a non allenarsi nemmeno come si deve, dovremo attuare la selezione. È giusto continuare ad allenarli, perché potrebbero essere ottimi sparring partner o compagni di squadra, ma dovremo capire qual è o quali sono i giocatori su cui dobbiamo scommettere e sui quali bisogna lavorare di più. Tieni sempre bene a mente che la selezione degli atleti deve avvenire sempre dopo l'età dello sviluppo e non deve mai mancare di rispetto a coloro che, nonostante gli sforzi, non riescono a conseguire gli stessi risultati del loro compagno di punta.

È importantissimo il comportamento che si deve tenere in questi casi. Sarebbe altamente contro produttivo esaltare troppo le doti dell'atleta di punta facendo sentire inferiori tutti gli altri, e in ugual modo dedicare troppo tempo al nostro pupillo snobbando gli altri. Questo perché innanzi tutto potremmo suscitare le ire di chi paga per potersi allenare, e quindi anche quelle della società che ci paga per formare tutti, mettendo a rischio il nostro lavoro; in secondo luogo perché visto che noi non alleniamo gli altri atleti, essi potrebbero perdere la voglia di allenare il nostro pupillo, che si ritroverebbe o senza sparring partner o senza squadra con la quale giocare.

Quindi, per concludere, ci vuole sempre una giusta dose di furbizia: bisogna saper gestire sia il gruppo che il singolo, cercando di migliorare il gruppo in linea generale e il singolo in maniera mirata.

Per fare questo è importante saper equilibrare la bilancia e saper fare delle scelte: la squadra e il singolo devono allenarsi insieme quando è necessario, e il singolo dovrà accettare di lavorare di più e magari in orari anche extra-ordinari, per migliorarsi, perché questo è nel suo e nel nostro interesse. D'altro canto, il miglioramento del gruppo è strettamente necessario per potenziare ancora di più il singolo. Un buon giocatore di uno sport di squadra non può permettersi di non avere una gruppo, un buon giocatore di uno sport individuale non può concedersi di non avere "colleghi" con cui confrontarsi.

SEGRETO n. 8: il segreto nella gestione della selezione negli atleti sta, ancora una volta, nel saper gestire gruppo e singolo in sinergia e con flessibilità, in modo da non nuocere a nessuno e riuscire a far migliorare tutti quanti.

Il **rapporto personale** dell'allenatore con l'atleta, o con la squadra, è un argomento difficile da trattare, ma comunque molto utile per riuscire anche a comportarsi al meglio nelle situazioni sopra descritte. Riuscire ad affrontare gli eventi o le persone esterne alla nostra attività, essere in grado di gestire il gruppo di atleti e far crescere in maniera eccellente il singolo è un'abilità strettamente correlata al rapporto personale che noi abbiamo con l'atleta o con la squadra.

Anche in questo caso dobbiamo avvalerci della differenziazione tra bambini e adolescenti-adulti, poiché il modello comportamentale da seguire in entrambi i casi è diverso sotto certi punti di vista e uguale sotto altri.

I bambini devono essere portati a capire i punti comuni alle due categorie d'atleti con metodiche diverse dagli adulti e dagli adolescenti, perché il dialogo con i bambini avviene su un piano totalmente diverso rispetto a quello con gli adulti. Il bambino viene a fare gli allenamenti perché vuole giocare, e noi questo dobbiamo dargli. Non c'è niente di più conveniente che far divertire i bambini, per poter ottenere da loro prestazioni che a volte gli adulti stentano a eguagliare. Pensate: una volta mi è stato raccontato di uno studio fatto su dei bambini piccoli, di quattro-cinque anni al massimo. Venne chiesto loro di rincorrersi, di giocare ad acchiapparsi, e fu promesso un premio alla squadra che correva per più tempo. Dopo ore e ore di gioco ancora non si erano fermati, e dovettero regalare giocattoli a tutti i bambini presenti.

I bambini sono come macchinette dalla carica che non si consuma mai, bisogna però riuscire a premere i giusti tasti per invogliarli. Il **gioco**, secondo me, è il vero tasto da premere per invogliare i bambini, e attraverso questo si può riuscire a farceli amici e anche a farsi rispettare.

Perché il difficile sta proprio nel farsi rispettare: non bisogna essere troppo duri, ma neanche troppo lascivi, o si potrebbe rischiare di cadere nel caos più totale, perdendo una giornata d'allenamento a rincorrerli mentre giocano senza concludere niente. Sarà necessario cercare un buon compromesso tra gioco, divertimento, e serietà, e l'unico modo per riuscire a trovarlo sarà adottare il giusto comportamento. Sgridare un bambino non è mai molto producente: pensate che impatto può avere un rimprovero, magari anche pesante, su di lui. Non si divertirà più, e sarà difficile recuperarlo. Invece di dire: «Sei un bambino cattivo» si dovrebbe dire «So che sei un bravo bambino, ma avresti potuto comportarti meglio in quell'occasione». In questo modo avremo fatto capire al bambino che crediamo in lui, ma gli avremo anche mostrato come comportarsi di solito.

Quando ci troviamo a lavorare con gli adulti, possiamo anche permetterci di avere un rapporto più distaccato e anche meno giocoso. Un adulto sa che quando s'allena lo deve fare seriamente, ma ciò non significa negargli il divertimento: un ottimo modo per poter spronare l'adolescente o l'adulto a dare di più è la sfida, la scommessa. Scommettete che non riuscirà a fare qualcosa, sfidatelo, chiedetegli di dimostrarvi ciò che sa fare, e vedrete che i risultati arriveranno.

Rimane comunque il fatto che solo la pratica ci fa capire quali sono i comportamenti giusti da tenere, sia con i bambini che con gli adulti. Tentare, sperimentare e adattarsi alle novità sono le cose giuste per riuscire a migliorarsi ogni giorno: non aver paura di sperimentare e di valutare ciò che sbagli, non temere di cambiare. Solo così riuscirai a capire da solo come comportarti con atleti di tutte le età, e solo così otterrai quell'atteggiamento di successo che ti porterà ad avere una maggior flessibilità verso tutto ciò che riguarda la tua vita, non solo lo sport.

In linea generale, invece, ci sono alcuni punti che ogni atleta, grande o piccino, dovrebbe seguire:

1. Il **divertimento**: lo sport deve essere sempre divertente. Quando lo sport cessa di essere divertente viene meno la definizione di sport e diventa qualcosa di molto più simile a una guerra, cosa che non piace a nessuno.

2. La **serietà**: se da una parte è vero che bisogna divertirsi, dall'altra è giusto che l'atleta capisca che se vuole ottenere risultati non può permettersi di prendere lo sport senza la giusta serietà. Per esempio, un atleta che beve o fuma non solo si rovina la salute, ma dimostra anche poca serietà e sicuramente i suoi risultati saranno peggiori di quanto potrebbero essere

3. La **costanza**: l'atleta deve capire che, se ha deciso di ottenere dei risultati, deve impegnarsi e avere costanza nell'allenamento.

4. La **puntualità**: è giusto che l'atleta arrivi in orario, perché se ci sono dei tempi d'allenamento, vanno rispettati (vale anche per noi allenatori). Ovvio, non staremo certo a sindacare per pochi minuti di ritardo una volta ogni tanto, ma se diventano troppi o diventa un'abitudine vuol dire che è arrivato il momento di imporsi.

Questi sono gli aspetti riguardanti l'allenamento, la disciplina e il modo in cui un atleta dovrebbe affrontare lo sport che ha scelto di praticare. Oltre a queste cose ci sono altri due punti basilari che invece dovrebbero entrare a far parte della sua mentalità per renderlo un atleta vincente:

1. La **sicurezza**: un atleta insicuro è in primo luogo l'artefice delle sue disfatte. Un atleta deve avere sicurezza nei suoi mezzi e in quello che può fare, e non deve (né dobbiamo noi coach) prendere la sconfitta come una frustrazione, bensì come un modo per capire gli errori e correggerli. Solo attraverso l'allenamento fisico e mentale si raggiunge la sicurezza.

2. La **tenacia**: penso che un atleta che non abbia la tenacia di

insistere, di essere costante nel suo lavoro, di credere in se stesso e non mollare mai sia destinato a fallire. Per questo è giusto crescere i nostri giocatori abituandoli a non darsi mai per vinti, facendo capire loro che, anche quando sembra andare tutto male niente, è perduto. Solo attraverso questo mezzo il nostro allievo riuscirà ad affrontare gli incontri difficili o uscire dai periodi in cui tutto sembra andare storto.

Solo possedendo queste determinate caratteristiche si potrà arrivare ad avere un comportamento di successo. E per quanto concerne la vita privata? Questo dipende tutto dal tipo di persona che ci troviamo ad allenare.

Forse non bisognerebbe mai far andare il rapporto tra coach e allenatore al di là del puro rapporto sportivo ma, si sa, siamo tutti esseri umani e non è facile, col passare del tempo, non affezionarsi a un atleta, specialmente se lo abbiamo visto crescere. Egli può finire per diventare quasi un altro figlio e voi quasi un secondo padre (o madre, per le signore). Forse è una cosa che andrebbe evitata, come i dottori dovrebbero evitare di affezionarsi ai pazienti, perché se l'atleta o il coach se ne va (non nel senso di morire, ma parlo di un'eventuale separazione per i più disparati motivi: lite, trasferimento in un altro luogo) si crea quella sensazione di tristezza o di rabbia che non è mai piacevole.

In linea di massima, quindi, un buon allenatore dovrebbe riuscire a non far mai diventare i suoi atleti parte della sua vita personale.

Questo è difficile, ma vale la pena tentare. Infatti, se ci fate caso, i migliori allenatori sono coloro che non hanno niente da spartire con i loro atleti. Non concedono mai loro di esagerare nel rapporto personale, cercando di mantenere quella relazione di maestro-allievo che permette loro di decidere in maniera razionale tutto ciò che si deve fare. Ovvio che una cena al ristorante insieme per festeggiare una vittoria ce la possiamo concedere, ma di certo non dobbiamo diventare genitori o fidanzati dei nostri atleti.

SEGRETO n. 9: il rapporto tra un coach e un atleta dovrebbe sempre rimanere un rapporto professionale, e mai sfociare in una dimensione d'intimità; ovviamente senza eccessiva rigidità, altrimenti si rischia di essere odiati.

A tal proposito voglio fare l'esempio della mia squadra del cuore, l'Inter. Per anni è stata una squadra con una rosa di giocatori che sulla carta era la più forte del campionato italiano di calcio, eppure solo da poco tempo sta ottenendo i risultati che ci si dovrebbe aspettare da uno squadrone del genere.

Il segreto è che nelle precedenti gestioni i vari allenatori che si sono susseguiti sulla panchina dell'Inter non sono mai stati capaci di gestire un gruppo abbastanza tosto come quello della "beneamata", perché non riuscivano ad avere con i giocatori un rapporto strettamente professionale, ma si lasciavano condizionare dalle critiche che i componenti della squadra gli muovevano, senza proseguire dritti per la loro strada.

Erano ottimi allenatori, ma hanno fallito, e solo quando Roberto Mancini è riuscito a creare un vero gruppo, ad avere coi suoi giocatori un rapporto distaccato, puramente professionale, in cui lui prendeva decisioni e gli altri giocavano, l'Inter ha finalmente cominciato a portare grandi risultati. Nel caso della gestione di uno o più atleti è necessario conoscere alcuni rudimenti di psicologia, ma anche di PNL. La programmazione neurolinguistica è la scienza che studia l'eccellenza umana, e può essere davvero utile nel gestire le situazioni complicate che spesso si possono venire a creare durante una stagione agonistica.

È giusto riuscire a capire attraverso lo studio dell'eccellenza e della psiche umana come gestire le situazioni complicate. Per questo consiglio di leggere qualche libro a riguardo, ce ne sono tantissimi, scritti dai migliori autori sia italiani sia internazionali, attraverso i quali potrete farvi un'idea di come affrontare il rapporto con persone estranee. Spero invece di essere stato abbastanza esauriente nello spiegare come dovrebbe essere il comportamento da tenere, in linea di massima, con i propri atleti.

Parleremo nei prossimi capitoli di altre strategie da tenere nei confronti dei giocatori, degli allenamenti e delle competizioni, mentre quest'ultima parte del capitolo è incentrata sul modo in cui affrontare tutte le possibili situazioni nella maniera migliore. Il **rapporto con i genitori** (o comunque i familiari) dell'atleta è una delle situazioni da analizzare. Potrebbe succedere che i genitori non si trovino d'accordo con le metodiche d'allenamento, o che vengano a chiedere spiegazioni riguardo a un comportamento più duro che avete mostrato verso i loro figli. Questo è normale, perché appartiene all'istinto naturale di protezione nei confronti dei figli: noi dobbiamo saperlo gestire.

La mia prima raccomandazione è questa. La specie umana vive agognando il momento in cui si sentirà dire «Hai ragione». Questo avviene perché l'*homo sapiens* gode nel sentire confermate le proprie certezze, è felice quando sente di essere dalla parte della ragione. Tante persone pur di avere ragione hanno rovinato amicizie, rapporti, famiglie e amori, rendendo questa caratteristica della nostra specie un aspetto abbastanza scabroso e al tempo stesso dannoso.

Perciò, quando un genitore verrà a fare dei reclami, valutiamo sempre con umiltà e senza farci prendere dall'eventuale voglia di litigare: ci vuole razionalità. Torniamo indietro con la mente all'episodio che ci viene contestato. Perché ci siamo comportati in quel modo?

Se pensiamo che il nostro comportamento abbia avuto una ragione, cerchiamo sempre di esporla nella maniera più corretta e educata possibile. Se abbiamo ragione, una buona padronanza della sicurezza che esprimiamo spiegando le nostre motivazioni non potrà far altro che migliorare la nostra immagine agli occhi del genitore che, come un toro infuriato davanti al drappo rosso del torero, non aveva riflettuto su ciò che in quel momento gli state dicendo e aveva ascoltato solo i pianti del figlio.

A volte bastano pochi particolari per dissuadere una persona, e solo l'esperienza e la sicurezza possono offrirci i mezzi per avere consapevolezza di ciò che facciamo o abbiamo fatto. Se, al contrario, capiamo di aver sbagliato, non rimaniamo attaccati al nostro orgoglio, alla vocina interna che ci fa sembrare l'ammissione di un errore un atteggiamento da deboli. Non è così.

Riconoscere i propri errori non è mai segno di debolezza, anzi, è sintomo di grande responsabilità. Non bisogna mai sentirsi frustrati per gli errori commessi ma questi devono servire a come stimolo a migliorarsi. Sicuramente l'ammissione dell'errore, seguita ovviamente dalle dovute scuse, sarà ben apprezzata dal genitore. Per quanto riguarda invece l'altra faccia della medaglia, cioè il rapporto con quelli che ho definito scherzosamente genitori-piaga, che tendono sempre a impicciarsi di affari che non li riguardano, bisogna saper gestire bene la situazione. Come diceva Nicolò Machiavelli, grande letterato e filosofo del Quattrocento, bisogna saper essere "gulpe et lione" (volpe e leone) e cioè saper agire di astuzia e usare le maniere forti, a seconda delle situazioni e saper equilibrare al meglio queste due modalità comportamentali. Ciò vuol dire che dobbiamo saper usare il cervello per tenere a debita distanza questo tipo di genitori.

Nel caso, ad esempio, che un genitore abbia la brutta abitudine di intromettersi durante un incontro o una partita, inveendo contro il giudice di gara, bisognerà usare le maniere forti. Perché in questo caso l'atteggiamento del genitore potrebbe danneggiare il figlio, che è anche il nostro atleta.

Maniere forti, sì, dunque, ma con grande garbo. Possiamo, per evitare contrasti, chiedere al nostro giudice di gara di espellere il genitore dal luogo della competizione. In questo modo ci faremo belli agli occhi dell'arbitro, che apprezzerà la nostra volontà di non ostacolarlo nelle sue decisioni, e non appariremo come quelli che hanno voluto l'espulsione del genitore che ostacolava il giudice. O almeno, non appariremo direttamente, dato che la comunicazione dell'espulsione non proviene da noi, ma da quella che nello sport dovrebbe essere l'*autorità competente*.

SEGRETO n. 10: da un punto di vista psicologico, è fondamentale saper gestire in maniera astuta e decisa la relazione con i genitori, altrimenti si può rischiare di danneggiare le prestazioni del proprio atleta.

Altra cosa di cui tener conto e per la quale la PNL può esserci d'aiuto è il modo in cui affrontare i **risultati** conseguiti dal nostro atleta. I migliori atleti di tutti i tempi non si sono mai fermati davanti alla prima difficoltà, e neanche alla seconda o alla terza, mai. Sono quelle persone che hanno sempre creduto fortemente nelle loro possibilità e hanno tenuto duro per riuscire a ottenere ciò che volevano.

Di esempi ce ne sono tantissimi da fare, ma è eclatante quello dell'atleta Wilma Rudolph, prima donna al mondo capace di aggiudicarsi ben tre ori alle Olimpiadi di Roma del 1960. Wilma

Rudolph era nata con molti problemi fisici, culminati nella paralisi di un piede causata dalla poliomielite.

Grazie alla riabilitazione, alle esortazioni della madre e alla sua superba tenacia, Wilma riuscì non solo a camminare e a correre di nuovo, ma diventò una delle donne più veloci di tutti i tempi. E d'altra parte quanti sono i campioni che, nonostante i loro risultati eccellenti, hanno perseverato, continuando a credere di dover ancora dimostrare qualcosa?

Guardate un campione come Zinedine Zidane, calciatore della Juventus e del Real Madrid. Dopo aver vinto il pallone d'oro e un campionato del mondo (Francia 1998), "Zizou" ha solamente voltato pagina, ricominciando da zero e vincendo; ha dimostrato a tutti che, nonostante i successi, era ancora un grande campione e aveva ancora voglia di vincere. Questo è ciò che la PNL insegna: comportarsi come i migliori, per diventare, di conseguenza, migliori. Nella gestione di un risultato è importante saper sfruttare sia la sconfitta che la vittoria: la prima serve per capire i nostri errori, correggerli e migliorarsi; la seconda, invece, è indispensabile per darsi la carica, per capire di aver raggiunto un obiettivo e porsi nuovi traguardi più prestigiosi da raggiungere. Non si smette mai di imparare e di migliorare.

Bisogna saper gestire da campioni sia i risultati che le sconfitte: i primi devono essere uno spinta a volere di più, le seconde devono essere lo stimolo per correggere i propri sbagli e migliorare.

Ma come è possibile riuscire a cambiare tutto questo? È veramente fattibile riuscire a ottenere gli stessi risultati dei grandi campioni forgiando atleti in modo da farli diventare a loro volta dei campioni? Sì, è possibile!

Con il giusto metodo e i giusti accorgimenti è possibile ottenere da chiunque il meglio che possa dare. Questo libro è stato scritto per darti le linee guida utili per creare le basi sulle quali lavorare e sulle quali impostare la tua gestione degli atleti e degli allenamenti. Lavorare sulle **convinzioni** si rivela per questo scopo davvero utile, e ne parleremo nel prossimo capitolo.

RIEPILOGO DEL GIORNO 2:

- SEGRETO n. 6: valutare prestanza fisica e mentalità di un atleta è il primo passo per fare una buona selezione.

- SEGRETO n. 7: è opportuno valutare la tipologia di persone che sta intorno all'atleta e allontanare il più possibile quelle che potrebbero ostacolare il nostro lavoro.

- SEGRETO n. 8: il segreto nella gestione della selezione negli atleti sta, ancora una volta, nel saper gestire gruppo e singolo in sinergia e con flessibilità, in modo da non nuocere a nessuno e riuscire a far migliorare tutti quanti.

- SEGRETO n. 9: il rapporto tra un coach e un atleta dovrebbe sempre rimanere un rapporto professionale, e mai sfociare in una dimensione d'intimità; ovviamente senza eccessiva rigidità, altrimenti si rischia di essere odiati.

- SEGRETO n. 10: da un punto di vista psicologico, è fondamentale saper gestire in maniera astuta e decisa la relazione con i genitori, altrimenti si può rischiare di danneggiare le prestazioni del proprio atleta.

GIORNO 3:

Come potenziare le convinzioni degli atleti

Il primo punto che trattiamo riguarda le convinzioni che i nostri atleti, ma anche noi, abbiamo in testa. Parleremo di tutte quelle opinioni che limitano il nostro campo d'azione, ci bloccano quando dobbiamo decidere sul da farsi, e che spesso rovinano anche la nostra vita e la nostra professione, perché ci impediscono di raggiungere gli obiettivi che ci siamo prefissati.

Il problema principale della nostra coscienza e, ahimè, forse anche della nostra intelligenza, superiore a quella di qualsiasi altro essere vivente del pianeta, è che ci fa perdere un sacco di occasioni, limitandoci.

Come? Pensieri su pensieri riguardo alle cose più stupide. Quante volte è successo di avere preoccupazioni per cose che si rivelavano vere e proprie nullità, bazzecole da risolvere in quattro e quattr'otto? Il problema era la nostra coscienza, con la sua vocina stridula, che tirava il nostro guinzaglio della vita, inculcandoci paure e convinzioni che ci limitavano in tutto. Lo stesso discorso vale per lo sport. Pensate forse che i veri campioni non abbiano mai avuto paura di perdere? Credete che gli assi dello sport non abbiano mai pensato di essere incapaci a far qualcosa? L'hanno detto e pensato anche loro, state tranquilli.

Non sono super-uomini dotati del doppio di attributi rispetto a noi: sono tali e quali a noi, con la differenza che hanno saputo sfruttare al meglio il loro coraggio, la loro grinta e la loro tenacia per far sì che quelle convinzioni non li condizionassero. Perché quando ci limitiamo, ancorati inspiegabilmente alle nostre convinzioni, otteniamo solo due risultati:

- stiamo lì impalati a non fare assolutamente **niente** e quindi senza ottenere niente;
- non ottenendo niente ci convinciamo di quelle cose, e per non starci male cominciamo a raccontare bugie anche a noi stessi.

Conosco un paio di persone che vivono convinti delle loro bugie. Beati loro. Non è giusto continuare a bloccare i nostri desideri e quelli dei nostri atleti, permettere che continuino a star male perché non riusciamo a fare niente, dato che la nostra vocina interna continua a tirare la corda della nostra vita.

In questo capitolo scoprirai i metodi migliori per capire cosa sono le convinzioni, come si generano, come influiscono sui risultati. Ti verrà spiegato come riuscire a persuadere l'atleta a lasciarsi alle spalle ciò che ne limita le potenzialità per spronarlo a migliorare, sostituendo le convinzioni limitanti con convinzioni **potenzianti**.

Perché un atleta dovrebbe lavorare anche sull'aspetto psicologico del suo allenamento e non solo su quello prettamente fisico? Non c'è alcun dubbio sul fatto che, senza un allenamento fisico e tecnico, non si possano ottenere risultati nelle competizioni. È ovvio che un atleta a cui è richiesta una certa tecnica, una particolare resistenza, forza o velocità, debba allenare il suo fisico con costanza per poter essere sempre al top della forma. E allora in che modo può la psiche aiutarci a migliorare le prestazioni dei nostri atleti e, volendo, anche i nostri metodi di lavoro e di allenamento? Per fartelo capire, ti faccio un esempio molto conosciuto nel mondo della PNL. Anthony Robbins è uno dei più grandi motivatori al mondo, se non il più grande, e ha aiutato personaggi famosi come Bill Clinton e André Agassi.

Per chi non conoscesse André Agassi, vi basti sapere che è stato uno dei più forti tennisti di tutti i tempi. Per un lunghissimo periodo è rimasto al comando del ranking mondiale del tennis, sbaragliando avversari come birilli e vincendo le più famose competizioni del circuito.

Un bel giorno Agassi ha cominciato a perdere, passando dal primo posto a una posizione che si aggirava attorno al centoquarantesimo posto del ranking, cosa che per lui rappresentava una così grande frustrazione, al punto da convincersi ad assumere un grande motivatore come Robbins per riuscire a tirare di nuovo su la testa e chiudere la carriera alla grande. Robbins si rimboccò le maniche e, insieme ad Agassi, cominciò a lavorare sodo sulla psicologia del tennista, cercando di capire cosa mancava rispetto ai tempi in cui André era grande. Cominciarono a guardare i filmati di tutte le vittorie di Agassi, e poi li confrontarono con quelli in cui perdeva miseramente.

Robbins notò che la postura di Agassi era totalmente diversa, era diverso lo sguardo, era perdente l'atteggiamento!

Negli incontri vincenti, Agassi entrava in campo con lo sguardo serio, concentrato, petto e testa alti, quasi come se quell'atteggiamento stesse a testimoniare che era lui il vero numero uno. Viceversa, l'atteggiamento nelle partite destinate a alla sconfitta era quasi avvilito, senza grinta, si vedeva che lo sguardo era stanco, poco voglioso di vincere. Allora, Robbins chiese ad Agassi di chiudere gli occhi, e di tornare con la mente a quando vinceva.

Come si sentiva? Quali erano le sensazioni prima, durante e dopo il match? Riusciva a vedere i movimenti, a sentire la perfezione con cui eseguiva i suoi dritti e i suoi rovesci? Gli chiese di recuperare quelle sensazioni, di sentirle dentro quando si allenava. In pratica lo condizionò affinché, durante gli allenamenti, potesse accedere di nuovo a quegli stati d'animo di sicurezza totale che lo avevano caratterizzato negli anni d'oro. André Agassi riuscì a tornare, nell'arco di circa un anno e mezzo, il numero uno del ranking mondiale, e questo soltanto perché, dopo quella collaborazione con Robbins, Agassi ritrovò la sua grinta e la sua determinazione, riuscendo a riprendersi la corona di campione mondiale di tennis.

L'esempio sopra riportato è servito a spiegare l'importanza della motivazione e dell'utilizzo delle tecniche studiate dalla Programmazione Neurolinguistica nell'attività di coaching sportivo. Usare e visualizzare le metodiche dei più grandi campioni di qualsiasi disciplina sportiva per migliorare le prestazioni dei propri atleti è possibile grazie a quello che ti spiegherò nelle prossime pagine. Risulta comunque chiaro il fatto che una buona preparazione psicologica da parte dell'allenatore rende l'atleta più pronto ad affrontare la stagione, gli allenamenti, le gare.

Per conoscere gli strumenti attraverso i quali cambiare la mentalità dell'atleta in un'ottica vincente e di successo, per comprendere come lavorare prima di tutto sulle convinzioni limitanti per trasformarle in potenzianti, è necessaria una buona preparazione di base. Questa ti permetterà di riuscire ad aumentare le prestazioni del tuo atleta, a farlo rendere di più dal punto di vista fisico e ad aumentare a livelli spropositati la sua autostima condizionandolo al successo.

Non importa se i risultati non arriveranno subito: se sarai costante, se lavorerai bene, se seguirai ciò che ti dirò nelle prossime pagine, sicuramente prima o poi otterrai dei risultati tangibili. Sai perché? Perché una maggiore sicurezza e una maggiore convinzione portano a ottenere più risultati. Si instaura, infatti, un preciso meccanismo studiato a lungo dalla PNL, chiamato **ciclo del successo**.

Prima di parlarti di questo processo, voglio riportarti un altro esempio. Durante un esperimento tenuto da due motivatori che studiavano le basi della PNL, venne chiesto all'allenatore di una squadra di basket professionistico americana di poter dividere la rosa in due squadre. La prima squadra, sotto la supervisione dei due motivatori, venne allenata per due settimane solo con metodi di allenamento mentale. I giocatori passarono due settimane a visualizzare i propri movimenti, ad abituare il cervello a compiere gesti perfetti, analizzandoli ogni volta che li visualizzavano e migliorandoli giorno dopo giorno. Senza prendere neanche una volta la palla in mano, senza mai fare un tiro a canestro. La seconda squadra, sotto la supervisione del loro coach, venne allenata per quelle due stesse settimane con gli allenamenti di preparazione atletica e tecnica di sempre, i soliti tiri a canestro, i soliti esercizi.

Alla fine delle due settimane le due squadre si affrontarono. Mi sembra ovvio quale delle due sia uscita vincitrice dallo scontro... La squadra che si era allenata solo mentalmente aveva sviluppato potenzialità molto maggiori rispetto ai giocatori che invece avevano continuato ad allenarsi secondo il metodo tradizionale; allenandosi mentalmente, i giocatori della squadra avevano potuto fortificare le loro convinzioni e anche migliorare i propri movimenti, visualizzandoli e correggendoli soltanto con l'uso della mente. E, dato che in due settimane i giocatori professionisti non perdono certo l'allenamento fisico, era stato un gioco da ragazzi battere i colleghi che non erano stati motivati come loro.

SEGRETO n. 11: l'allenamento mentale risulta di grande aiuto all'allenamento fisico tradizionale. Quest'ultimo è indispensabile e, unito a un training mentale, permette di

ottenere risultati di gran lunga maggiori.

Dal momento quindi che parliamo di **convinzioni**, è necessario sviscerare questo argomento al meglio. Sì, perché se vogliamo far aumentare l'autostima dei nostri atleti, e di conseguenza le loro prestazioni, bisogna sapere che essa è strettamente correlata alle nostre credenze. Una credenza non è nient'altro che una sensazione di certezza riguardo a qualcosa. E perché deve esserci questa situazione di certezza?

I motivi sono tanti. L'ambiente che ci circonda, quello che pensiamo di essere, quello che pensiamo di saper fare. Spesso questi sono elementi deleteri, che ci bloccano nell'arrivare a raggiungere i nostri obiettivi o addirittura i nostri sogni. Nel caso dei nostri atleti, possono essere nate convinzioni dalle cose più impensabili, ed è giusto fare in modo che le credenze che limitano le loro prestazioni siano trasformate in credenze potenzianti capaci di renderli (quasi) imbattibili. Ma d'altronde è cosa normale venire condizionati da ciò che ci succede intorno. Pensate quando a un bambino piccolo, a scuola, la maestra dice: «Non sei portato per la matematica!», povero bimbo, pensate che la sua esistenza non sarà condizionata? Certo che lo sarà! Comincerà col prendere brutti voti, perché di quella cosa prima ne è convinta la maestra, dopo comincerà a convincersene anche lui, e i voti diventeranno pessimi, non studierà più e odierà la sola vista dei numeri per il resto della sua vita.

L'analisi dell'origine di queste convinzioni rappresenta il primo vero passo verso il raggiungimento del condizionamento al successo del nostro atleta, la prima mossa per capire la metodica di trasformazione delle convinzioni limitanti in potenzianti. Le convinzioni nascono fondamentalmente per tre motivi diversi correlati tra loro:

- ragioni che riguardano l'ambiente che circonda il nostro atleta;
- motivi che hanno a che fare con ciò che il nostro atleta crede di essere;
- cause derivanti dalle regole che il nostro atleta crede che sia giusto seguire.

Cominciamo a parlare quindi dell'**ambiente** che circonda il nostro atleta e come da esso possano scaturire convinzioni che ne limitino la visione delle cose. Immaginiamo la nostra visione della vita come ciò che si vede attraverso l'obiettivo di una telecamera durante la registrazione: la nostra visione sarà limitata solo al rettangolo che l'obiettivo riesce a racchiudere; potremo zoomare o allontanarci da essa, ma l'immagine sarà sempre la stessa e non riusciremo a vedere ciò che c'è intorno.

Le convinzioni sull'ambiente del nostro atleta agiscono un po' come l'obiettivo della telecamera che non permette di vedere tutto ciò che ruota intorno alla sua vita. L'ambiente esterno è ciò che forse condiziona più di tutto le convinzioni del nostro atleta e, di conseguenza, la sua autostima, di modo che questa aumenta o cola a picco a seconda delle situazioni in cui il nostro soggetto si trova.

Cosa intendo per ambiente esterno? Tutto ciò che circonda e influenza la vita del nostro allievo: esperienze di vita, amici, amore, sesso, persone, eventi e credenze collettive. Vi faccio un esempio: avete mai chiesto a una persona «Come va la vita?» Le risposte saranno state formulate in centinaia di modi diversi. C'è quello che crede che la vita sia bellissima, chi si deprime, chi vede il mondo in un modo, chi in un altro. Chi di loro ha ragione? Tutti!

Chi di loro ha torto? Tutti! Perché? Perché ognuno di noi vive nel proprio mondo, analizzando con i propri occhi ciò che vede, con le proprie orecchie ciò che sente. Non si può pretendere che un'altra persona veda tutto come noi, eppure lo facciamo.

Un motivo di fondo c'è. È tutta colpa della ragione di cui ho parlato nel capitolo precedente. Ancora una volta la disperata ricerca di avere sempre ragione torna a colpire. Dato che sentirsi dire da qualcuno «Hai ragione» ci fa andare in estasi, ciò potrà capitare anche al nostro atleta. Se egli è convinto che è meglio usare una certa tecnica piuttosto che quella che voi volete insegnargli, proverà a seguire i vostri consigli per nove volte, senza mai fallire, ma se alla decima volta per caso otterrà un insuccesso allora penserà: «Hai visto? Avevo ragione, la tecnica del mio allenatore non è valida!» E ha sbagliato solamente una volta su dieci. Ma questo basta e avanza alla mente dell'*homo sapiens* (nome scientifico secondo me coniato "ad arte") per rafforzare la certezza delle proprie convinzioni limitanti.

Oltre a queste menzionate, ci sono le **credenze collettive**. Per farvi capire cosa sono, cercherò di spiegarvelo attraverso un esempio: fino al 1954 i medici pensavano che fosse una cosa oltre i limiti umani correre un miglio terrestre in meno di quattro minuti. Secondo loro, sarebbe stato uno sforzo talmente disumano da far esplodere letteralmente il cuore.

Nel 1954 un signore di nome Roger Bannister riuscì a correre il miglio in tre minuti e cinquantanove secondi, senza farsi scoppiare il cuore, e dopo di lui tantissimi altri atleti sono riusciti a compiere lo stesso percorso in un tempo inferiore ai quattro minuti. È fenomenale vedere come la distruzione di una credenza popolare infondata stimoli la gente a dimostrare che era sbagliata, vero? E pensate a quante altre notizie infondate continuiamo a credere. Che il latte fa male è ormai dimostrato ampiamente dalla scienza, eppure continuiamo a dire: «Bevi il latte che ti fa bene» (e lo dicono ancora, alcuni dottori!); che il vino fa venire la cirrosi epatica e i tumori gastrointestinali è ormai dimostrato dalla scienza, eppure «il vino fa buon sangue». Fino a quando continueremo a prestar fede a queste credenze ormai obsolete e prive di fondamento, non andremo da nessuna parte. Finché il vostro atleta non lavorerà sulla sua mente per poter capire che tante delle convinzioni limitanti che ha in testa non sono fondate e non fanno altro che limitarne le prestazioni, rimarrà l'atleta più forte del mondo con una catena che lo tiene legato al muro dell'insicurezza. E lo stesso vale per le convinzioni che derivano dall'ambiente esterno.

L'esempio della maestra che fa deprimere il bambino, citato poco sopra, è un lampante. Uscire da queste convinzioni non solo è segno di grande coraggio, ma è il primo vero passo verso il raggiungimento degli obiettivi da parte del nostro atleta e, di conseguenza, anche da parte nostra, un passo che finora era stato impedito anche da queste convinzioni limitanti.

La seconda categoria di convinzioni appartiene alla **sfera personale** del nostro atleta, alla sua identità, ovvero a ciò che è convinto di essere. È infatti vero che le convinzioni limitanti che vorticano nella testa del nostro atleta sono anche molto condizionate da questa frase: «Chi sono io?» La sua identità e ciò che crede di essere influiscono tantissimo sulla sua autostima, – oserei dire – in maniera devastante.

L'essere umano si attacca a questa convinzione in maniera disperata, come il neonato cerca il seno materno quando ha fame, e piange e sbraita se non mangia. Anthony Robbins, il famoso formatore americano di cui ho parlato prima, sostiene questa tesi:«*Non c'è forza più grande nella psiche umana del bisogno che abbiamo di rimanere coerenti con la nostra identità*».

Devo dire che ha ragione! La massima sensazione di certezza per un essere umano è sentirsi se stesso. Questo succede anche per l'atleta che tu dovrai far diventare un campione. Ma tu hai questo libro in mano e presto verrai a conoscenza di tutte le metodiche utili a far crollare queste credenze. Tornando alle convinzioni riguardanti la propria identità e generalizzandole al mondo comune, chi è che ogni tanto s'è sentito il Rocky della situazione, che non mollava mai, pur di raggiungere i suoi obiettivi? È da prendere come esempio anche la storia che sta dietro al film: Stallone era povero in canna, talmente indigente da essere costretto a vendere il suo cane per 50 dollari. Una volta, dopo aver assistito in televisione a un incontro di boxe, in cui un perfetto sconosciuto riuscì a tenere testa e a sconfiggere il campione di boxe Muhammad Alì, Sylvester ebbe l'idea di scrivere la sceneggiatura del film che lo ha reso celebre.

Quando andò a proporla nei vari studi di registrazione, gli vennero offerte cifre tra i 25.000 e oltre i 350.000 dollari per i diritti sulla sceneggiatura, senza però dare a Stallone la parte del pugile. Stallone rinunciò a tutte le offerte dei vari registi, pur trovandosi in una situazione economica disperata, e accettò solo quando gli venne proposto di fare la parte del pugile in cambio dei diritti sulla sceneggiatura e di una cifra molto più bassa (25.000 dollari) rispetto a quelle che gli erano state offerte per non recitare la parte; tutto questo pur di prestare il suo volto al pugile più famoso del cinema.

In seguito, applicò la stessa tenacia anche per contrattare la restituzione del suo cane: lo ottenne per 5000 dollari e riuscì a procurare una parte nel film per la persona che ai tempi lo aveva acquistato per 50 dollari soltanto! Anche il cane diventò famoso, è infatti Birillo, il compagno fedele di Rocky che lo accompagna nei primi film.

Alla fine Sylvester Stallone ha avuto ragione: se non fosse rimasto fermo sulle sue idee non avrebbe avuto il successo che ha ottenuto negli anni seguenti grazie a Rocky, e questo a dimostrazione del fatto che non sempre insistere per arrivare ai propri sogni fa male, anzi, come diceva il suo allenatore mentre prendeva pugni nel volto nel film Rocky IV dal suo terribile avversario Ivan Drago: «Non fa male! Non fa male!»

Agire secondo ciò che crediamo di essere è ciò che ci rende fieri di noi stessi e che ci dà soddisfazione. Viceversa, fare qualcosa che non si identifica con ciò che crediamo di essere ci fa star male. La nostra autostima va in frantumi, si crea frustrazione, anche se facciamo qualcosa che migliora la nostra condizione! E questo vale anche per il nostro atleta. Non sarà mai felice di fare qualcosa in cui non crede, nonostante i miglioramenti, la sentirà sempre come una costrizione; per questo bisogna prima lavorare sulla sua identità e poi fare i piegamenti sulle braccia. Pensate a quanti fumatori dopo anni ricominciano a fumare. Passano da una situazione che non può far altro che giovare alla loro salute a una situazione che molto probabilmente gli garantirà malattie polmonari e all'apparato cardiocircolatorio anche abbastanza gravi. Stupidità?

No! È un sentimento generato dalla frustrazione che nasce dal non essere cambiati dentro, dal fatto che, se una persona smette di fumare, ma non di identificarsi in un fumatore, vivrà sempre in conflitto con se stesso e prima o poi, pur di non ledere ulteriormente la sua autostima, cederà. Il processo che porta all'instaurarsi della convinzione sulla propria identità nella mente del nostro atleta è determinato da alcune caratteristiche:

1. L'identità. Ciò che egli crede di dover essere è può spaccargli il cervello e generare frustrazione;

2. Quanto la vita dell'atleta è impregnata da queste situazioni. Troppo spesso lasciamo che un problema in una sfera della nostra vita condizioni tutto il resto, o che una soddisfazione in un campo non ci faccia vedere altri problemi da risolvere. Bisogna fare in modo che l'atleta riesca a dividere i vari aspetti della sua vita!

3.   La permanenza della situazione. Niente è permanente, dire che «Sarà per sempre così» o che «Non riuscirò mai a conquistare il suo cuore» è una cosa non vera per la PNL. Niente è permanente, tutto si può risolvere perché il mondo stesso cambia in continuo!

Quante volte potrebbe arrivare a dire: «Non sono portato a fare questo?» In realtà è come se egli stesso si stesse dicendo da solo: «Sei un idiota e non ti riesce» e ciò crea un circolo vizioso che abbatte la sua autostima e di conseguenza le sue potenzialità.

Non bisogna mai permettere al nostro atleta di fissarsi su un solo aspetto della propria personalità e della propria vita. Bisogna insegnargli a sapersi adattare, a creare tante sfaccettature della sua personalità, in modo da tenere sempre la mente aperta alle novità e sempre pronta ad affrontare anche le difficoltà e gli imprevisti che possono accadere durante il percorso.

L'ultima categoria di convinzioni è quella appartenente alle **regole** che ci vengono imposte. È sempre vero che *x implica y*? Assolutamente no. Il nostro mondo, la nostra personalità, la nostra autostima vengono condizionati fin da piccoli dalle regole dettate dalla società e dalla nostra famiglia. Questo vale per tutti, e il nostro atleta non ne è esente.

È verissimo che certe regole sono buone e giuste, ma tutto è opinabile. Pensate al concetto di morte nel mondo occidentale. Dire addio per sempre a una persona suscita tristezza. Ora spostatevi dall'altra parte del mondo, nei paesi del Pacifico orientale, e provate a chiedere agli abitanti di questi luoghi come vedono la morte. La festeggiano, perché per loro è un addio alla vita terrena, un viaggio verso una felicità più alta, ed è sbagliato essere tristi, significa non voler bene alla persona che se n'è andata, non essere felici per la nuova condizione di felicità che ha raggiunto.

Basta questo come esempio per capire che non sempre X deve implicare Y, ma anche F, N, G, R! Questo deve valere soprattutto per noi allenatori, per tutte le regole che imponiamo agli atleti. Regole troppo rigide sono difficili da seguire e il non riuscire a rispettarle implica fallimento e questo spesso crea frustrazione. Cosa deve accadere per far sì che i nostri atleti siano veramente appagati e possano divertirsi facendo sport? Devono riuscire a vincere molte più gare di altri? Essere felici quando giocano con la loro squadra? Ottenere le migliori prestazioni fisiche nella loro categoria? Ricordati che ci sarà sempre qualcuno migliore di te, dillo ai tuoi atleti e fa in modo che loro considerino questa cosa come una sfida per diventare ogni giorno migliori, e non come motivo per abbattersi e deprimersi.

Non bisogna mai basare i nostri propositi su elementi influenzabili dall'esterno, e solo ponendoci degli obiettivi effettivamente raggiungibili riusciremo ad aumentare l'autostima. Solo così. Bisogna poi analizzare le cause che sono alla base di quelle convinzioni, derivate dall'ambiente, dall'identità e dalle regole, in cui ogni atleta si identifica. La riflessione sulle convinzioni è il punto di partenza per poter trasformare queste credenze da limitanti a potenzianti.

Ma quali sono questi motivi? Perché la mente umana tende a ricercare certezze attraverso l'instaurarsi di credenze derivate da ambiente, identità e regole di vita? La spiegazione fornita dai massimi esperti di PNL in campo mondiale riguardo a questo atteggiamento trova il suo massimo referente ancora una volta in Anthony Robbins.

È stato lui a introdurre la *Teoria dei sei Bisogni*, che parte da un presupposto molto semplice: se tu analizzi il comportamento che ti ha portato al successo potrai capire i meccanismi che l'hanno determinato e replicare situazioni altrettanto positive; viceversa, se analizzi il tuo comportamento nei casi in cui le cose sono andate male potrai capire i meccanismi che hanno determinato l'insuccesso e correggere i tuoi errori.

Robbins parte dal presupposto che qualsiasi essere umano senta, per sua natura, il bisogno di soddisfare sei diversi aspetti della propria vita:

- il bisogno di Sicurezza;
- il bisogno di Varietà;
- il bisogno di Importanza;
- il bisogno di Legame;
- il bisogno di Crescita;
- il bisogno di Contributo.

Per bisogno di **Sicurezza** si intende forse il bisogno più forte che l'essere umano tende a soddisfare. La sicurezza nasce quando, dopo aver realizzato un primo obiettivo, si comincia ad avanzare sicuri di ciò che si fa. Nel caso di un atleta, la sicurezza può essere trasmessa da alcune costanti, come un buon piano di allenamento fisico e tecnico, a cui corrispondono determinati risultati sia immediati sia a lungo termine.

E per risultati non intendo solo vittorie, ma anche il semplice fatto di sentirsi in forma e pronto a spaccare il mondo non appena se ne avrà l'occasione. La sicurezza, tuttavia, è un'arma a doppio taglio che il nostro cervello usa per riuscire a farci rimanere nella cosiddetta *zona di comfort*.

Una zona di comfort si crea quando la persona rimane attaccata a una situazione che, pur non soddisfacente, gli offre dei vantaggi secondari. Quante persone sono insoddisfatte del lavoro che fanno? Tante. Eppure molte di queste persone preferiscono rimanere a fare il lavoro che non sopportano, svegliarsi ogni mattina frustrati dal fatto che andranno a fare un lavoro che non vogliono fare, piuttosto che cambiare e cercare un altro lavoro che dia loro soddisfazioni. Perché? Perché per queste persone il lavoro è una zona di comfort: hanno un guadagno, un posto fisso che nessuno ha intenzione di toglier loro, e quindi preferiscono star male ogni giorno, ma non rischiare di rimanere senza lavoro.

In parole povere, il bisogno di sicurezza riflette l'esigenza di basare la propria vita su fondamenta salde e sicure, e non deve essere confuso con il rimanere ancorati a una zona di comfort, altrimenti viene meno la spinta a crescere. Nello stesso modo, come diceva il mio professore di filosofia, bisogna anche considerare che "gli estremi si toccano". Poca sicurezza rende instabile una persona, ma l'eccessiva sicurezza è altrettanto negativa. Quanti sono gli episodi nella storia dello sport in cui, dopo mesi e mesi di elogi, l'atleta considerato il super favorito in una determinata competizione deludeva tutti con una prestazione non degna del suo blasone?

Possono essere molti i motivi: la tensione di dover dimostrare di essere il numero uno, una preparazione sbagliata alla gara, ma una di queste ragioni, in molti casi, è sicuramente dovuta all'eccessiva sicurezza di vincere con cui questi atleti hanno affrontato le gare importanti. Il secondo bisogno, il bisogno di **varietà**, potrebbe sembrare un controsenso rispetto al primo. Uno potrebbe chiedersi: ma com'è possibile che mi dici che un uomo ricerca il bisogno di sicurezza e poi però subito dopo mi dici che ricerca anche la varietà? Non chiedetemi perché, ma funziona così. Avete mai sentito dire, da uno dei due componenti di una coppia che si è appena lasciata, frasi come «Mi stavo annoiando» o simili?

Questo comportamento è la palese dimostrazione di quanto l'essere umano ricerchi sì la sicurezza, ma abbia bisogno di avere una vita varia, perché adagiarsi rende la vita noiosa. Nel caso della coppia che è appena uscita da una storia, probabilmente chi si è annoiato ha ricevuto dall'altro una sicurezza così stabile da sentire il rapporto come qualcosa di fermo; qualcosa che, in futuro, forse non sarebbe potuto più cambiare, e la mente ha recepito questa cosa come una noia mortale, facendo scattare l'input di lasciare il partner.

Per uno sportivo vale la stessa identica cosa. Un bisogno di varietà potrebbe essere soddisfatto a pieno dagli allenamenti quotidiani. Pensate a una tabella di allenamento simile a questa:

- lunedì: scatti, pesi, addominali;

- martedì: scatti, pesi, addominali;

- mercoledì: scatti, pesi, addominali;

- giovedì: scatti, pesi, addominali;

- venerdì: scatti, pesi, addominali.

Un atleta sottoposto a un allenamento del genere molto probabilmente il sabato passerà la serata a ubriacarsi con gli amici per dimenticare le torture cui lo abbiamo sottoposto. È una tabella che solo a guardarla genera noia, e questo anche perché, sotto sotto, siamo tutti bambini e a tutti noi piace divertirci. Guardate invece una tabella del genere:

- lunedì: scatti, pesi, partitella;

- martedì: addominali, piegamenti, salto della fune;

- mercoledì: solo tecnica, niente preparazione atletica;

- giovedì: addominali, pesi e giochi di precisione;

- venerdì: scatti, piegamenti, partitella.

È sicuramente una tabella più interessante e più divertente, perché abbiamo inserito nel nostro programma dei momenti di svago che sicuramente faranno sì che l'atleta si impegni al massimo, per meritarsi poi di poter giocare un po' e di divertirsi a suo piacimento. Ma di questo parleremo nel quinto capitolo.

Per concludere, abbiamo capito come il bisogno di varietà sia una vera e propria necessità, perché è insoddisfacente vivere una vita tutta programmata e senza alcuna variazione. Terzo bisogno di cui parliamo è il bisogno di **importanza**. È molto simile al bisogno di sicurezza, diciamo che sentirsi importanti permette all'uomo di soddisfare anche il bisogno di sicurezza. Può variare da persona a persona: c'è chi si sente importante solo per aver ricevuto le visite delle persone care, o perché ha un mucchio di soldi, c'è la donna che si sente importante perché ha la borsa firmata che costa un capitale, e c'è chi si sente importante anche con poche semplici cose.

Possiamo fare il caso, ad esempio, di sportivi di alto livello. Penso che sentirsi importanti possa derivare dal ricevere una convocazione in nazionale, dal riscuotere fama e notorietà, dalla richiesta di un autografo da parte degli spettatori. Comunque, bisogna distinguere ciò che è veramente importante per noi e ciò che invece non è altro che la sostituzione di un bisogno di legame. Non sperare di imparare a guidare bene comprandoti una Porsche o una Ferrari; se non sai guidare, non sarà certo la macchina a renderti un buon pilota, ma dovrai essere tu a impegnarti per diventarlo. Riassumendo: il bisogno di importanza è un sentimento comune a tante persone che si sentono importanti quando ricevono le attenzioni altrui. Parlando di legame, arriviamo al quarto bisogno.

Il bisogno di **legame** è il bisogno di affetto che ogni persona ha e, secondo me, ha diritto di avere. Quante persone sono felici quando ricevono l'affetto dei figli, della moglie (o fidanzata), dei genitori, o anche da parte degli animali domestici? Tante persone anziane comprano un cane o un gatto per stare in compagnia, e questo perché così possono soddisfare il loro bisogno di legame.

Sfruttare questa esigenza in uno sport di squadra potrebbe essere un'ottima prerogativa per creare un bel gruppo. Gli atleti cercano, come tutti noi, l'affetto: perché non fare in modo che i giocatori di una squadra, o gli atleti di un gruppo, arrivino a essere amici e a volersi bene? Potrebbe crearsi un'intesa tale da riuscire a portare grandi soddisfazioni a loro come gruppo e a te come allenatore che gestisci la squadra. Come nel caso del bisogno d'importanza, c'è da fare distinzione tra ciò che è la vera necessità di un legame e il mezzo con cui ottenerlo. Succede tante volte che una coppia in crisi voglia fare dei figli, ciò è un grave errore se la cosa serve a sostituire l'affetto che i due partner non riescono a darsi. Se due persone non riescono a darsi affetto, non sarà certo facendo dei figli che risolveranno i loro problemi. Riceveranno affetto dai figli, e questo è vero, ma tra loro non arriveranno mai a darselo.

Questo perché il bisogno di legame corrisponde all'esigenza di condividere la propria vita con qualcuno e di ricevere affetto dalle persone con cui si trascorre la propria vita.

Gli ultimi due bisogni sono quelli che in PNL vengono definiti "spirituali", poiché sono due tipologie che corrispondono a qualcosa di più alto e allo stesso tempo di più intimo, bisogni che possono essere appagati soltanto quando i primi quattro sono soddisfatti. L'uomo tende a voler soddisfare il bisogno di **crescita**, nonostante la società ci abbia inculcato l'idea che «crescere è difficile e cambiare è faticoso». Ma questo non è vero, perché tutto scorre, e bisogna sapersi adattare ad ogni cambiamento della vita dato che questo può essere immediato.

«Le cose facili erano difficili prima di diventare facili». Non c'è niente di più vero che questa frase. Credi che Michael Schumacher, una volta montato su una macchina da corsa, sia stato subito in grado di guidare nella maniera eccellente che lo ha portato a vincere tutti i campionati del mondo di Formula Uno della sua carriera?Credi che Carl Lewis, il grande saltatore in lungo, abbia spiccato salti di otto metri fin dal primo allenamento? La risposta è ovviamente No. Ma la differenza tra loro e tra chi non è cresciuto è stata soprattutto nelle convinzioni: chi è convinto di potercela fare, riesce a ottenere risultati positivi, chi si arrende subito invece non ne otterrà mai. Cerca di sfruttare questo perno per far crescere i tuoi atleti: il cambiamento non è difficile e faticoso.

Il cervello impara molto più in fretta di quanto noi possiamo credere, e già fare un primo piccolo passo verso qualcosa di diverso è percepito dalla nostra mente come un nuovo comando che fa scattare l'avvio di un programma nuovo. Già il primo passo verso il cambiamento ci permette di modificare la percezione delle cose, vedremo tutto con altri occhi, e il nostro atleta non farà diversamente.

Il bisogno di **contributo**, infine, coincide col dare una mano agli altri. È un bisogno che ci fa sentire bene perché abbiamo fatto felice una o più persone. Nel caso di un atleta può però essere, secondo me, un sentimento pericoloso. Tante volte i ragazzini, pur di far contenti i genitori, cercano di ottenere risultati al di fuori della loro portata. Devono invece capire che non è questo il modo di rendere felice la propria famiglia, perché obiettivi fuori portata generano solo fallimenti. In conclusione, i bisogni spirituali, crescita e contributo, altro non sono che la manifestazione della volontà degli individui di migliorare se stessi e di poter contribuire a migliorare la vita degli altri.

SEGRETO n. 12: analizzando le convinzioni limitanti derivate dall'ambiente, dall'identità e dalle regole in cui l'atleta si identifica e i bisogni primari che le hanno fatte scaturire, potrai trasformarle in convinzioni potenzianti.

Solo a questo punto possiamo parlare di ciò che in PNL viene definito *ciclo del successo*. Esso non è altro che un susseguirsi di eventi e azioni che vanno a influire su ciò che siamo e facciamo, sui risultati che otteniamo e su quello di cui siamo convinti.

Eccolo schematizzato qui di seguito in una delle tante immagini che si trovano in rete, tratta da una semplice ricerca effettuata con *Google Images*:

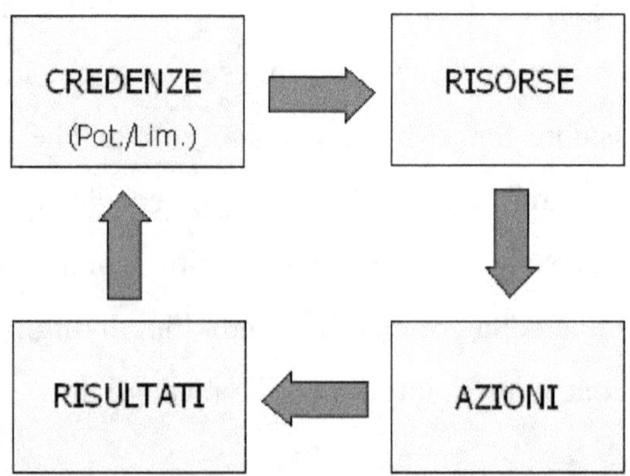

Il ciclo del successo, come puoi notare, è un cerchio chiuso in cui ogni costante dipende da quella che la precede. Analizziamolo. Partiamo da una **convinzione** potenziante, una credenza in qualcosa del cui sicuro successo siamo convinti. Essere persuasi di poter arrivare a ottenere qualcosa spinge la mente umana a cercare quante più **risorse** possibili per realizzarla.

È anche normale che maggiori sono le risorse che troviamo e su cui investiamo, e più saranno le **azioni** che noi potremo fare per raggiungere ciò in cui crediamo. Pensate forse che agire sfruttando tutte le risorse che abbiamo, convinti di riuscire, non generi niente? Sbagliato. Prima o poi, se si è convinti, se agiamo in modo da riuscire a ottenere ciò che ci siamo prefissati, vedremo dei **risultati**. Questi non possono far altro che rafforzare le convinzioni di partenza, perché sapevamo di riuscire e ce l'abbiamo fatta, e allora investiremo altre risorse, continueremo ad agire e a ottenere successi, e così via all'infinito.

Se, al contrario, la convinzione è qualcosa che limita il nostro pensiero, saremo meno invogliati a cercare risorse e, di conseguenza, le azioni a nostra disposizione saranno molte meno rispetto a quelle che dovremmo fare: i risultati che otterremo saranno peggiori o addirittura nulli, e ci convinceremo ancora di più dei nostri limiti. Il ciclo del successo giustifica in questo modo la frase di Henry Ford che dice: *«Che tu creda di farcela o* *non farcela avrai sempre ragione».*Le convinzioni sono il punto di partenza di ogni cosa: parti dall'identità del tuo atleta, dalle sue convinzioni, cambiale, e tutto verrà di conseguenza. Fa la stessa cosa su te stesso, per diventare un ottimo coach, perché la convinzione di essere ciò che sei influenza i tuoi comportamenti, rendendoli efficaci per realizzare il sogno o l'insuccesso. Non esistono convinzioni vere o false, ma solo convinzioni limitanti e potenzianti, e, senza degenerare in un delirio di onnipotenza, cerca di capire quanto siano potenti le convinzioni sull'identità.

Esse possono formare limiti invalicabili o enormi potenzialità, sono in grado di modificare la visione e la percezione della realtà, e solo lavorando su di esse, cambiando le tue convinzioni e quelle del tuo atleta riuscirai a ottenere successo.

La generalizzazione è negativa, rende le convinzioni limitanti. Una convinzione positiva o negativa nasce dalle esperienze che ognuno di noi vive e spesso ci troviamo a essere convinti di cose che ormai non hanno più motivo d'esistere. La mia nonna paterna, grande cuoca, è convinta che per cuocere il polpo bisogna mettere nella pentola dell'acqua bollente un tappo di sughero. Crede, infatti, che se il tappo di sughero non viene buttato nell'acqua, il polpo verrà cotto male e diventerà duro, perderà la sua morbidezza che lo rende tanto speciale.

Una volta mia madre, per dimostrarle che non era vero, cucinò il polpo senza il tappo e disse a mia nonna che invece l'aveva cotto col tappo: lei non sentì la differenza, ma quando le venne rivelato il segreto si rifiutò di crederci. Vedi come una convinzione rimanga attaccata con le unghie alla nostra mente, anche quando non ha più motivo d'esistere?

Ognuno di noi mette delle etichette, sta a noi allenatori capire quali sono le etichette che ha affibbiato il nostro atleta agli aspetti della sua vita; spetta a noi sentire quali sono le convinzioni che lo limitano e quali invece lo potenziano, cercando poi di cambiare le prime e di sfruttare le seconde.

SEGRETO n. 13: secondo il ciclo del successo, una convinzione potenziante ti induce a trovare più risorse per attuare il risultato che, una volta raggiunto, rafforza ulteriormente la convinzione di partenza .

Non sarei un buon coach se adesso non passassi alla pratica. Abbiamo speso tante belle parole per capire la teoria, parole che erano necessarie per farti avere una giusta visione delle cose, ma se non ti rivelassi qualche piccolo segreto per poter passare all'**azione**, risulterebbero solo una cosa fine a sé stessa.

Passiamo quindi alla pratica! Credere in se stessi è il primo passo verso la realizzazione dei propri obiettivi. Credi di farcela? Ce la farai. Non ci credi? Non ce la farai. Fin qui abbiamo visto come e quanto i vari tipi di convinzioni influenzino le nostre vite, in un modo o in un altro. Ma non abbiamo ancora fatto esempi pratici per capire come affrontare queste credenze. Una convinzione è un po' come un **tavolo**: un piano su cui si mangia e delle gambe su cui si regge. Pensare al piano come se fosse una convinzione e alle gambe come i fondamenti su cui si regge e dai quali è nata è la prima operazione da fare per poterla analizzare.

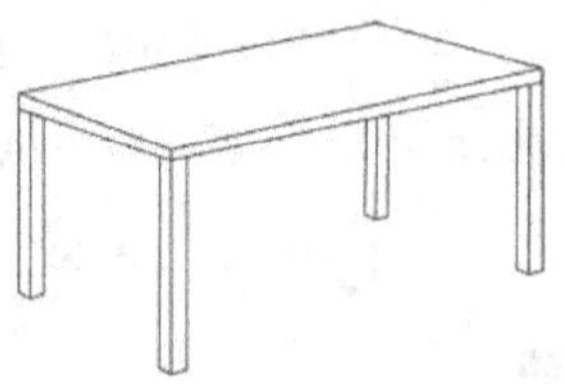

Le gambe altro non sono altro che riferimenti: «m'è successo che», «m'hanno detto che», «credo che» non sono altro che vere e proprie proiezioni mentali che ci fanno convincere di cose che non sempre sono giuste. È un metodo molto comune, quello del tavolo, in PNL.

Quante gambe ha il tavolo delle convinzioni limitanti del tuo atleta? Quanto sono grosse? Più ne ha e più dovrete abbatterne, più sono grosse e più dovrete lavorarci. Non è facile, perché ognuna di queste convinzioni porta uno stato di agio, comporta fondamentalmente dei vantaggi secondari.

Riporto in ballo il caso del fumatore: nonostante si distrugga la salute, il fumatore ha dei vantaggi secondari dalla sigaretta, vista come la stampella a cui aggrapparsi nei momenti di noia, stress, rilassamento e concentrazione, come riporta saggiamente Allen Carr nei suoi famosi libri per smettere di fumare. Mantenere questi vantaggi secondari senza trovare un'alternativa gli fa nascere la convinzione che "non smetterà mai", che "gli piace fumare". Partiamo da questo presupposto per capirne il motivo: la mente umana è strutturata in modo da *allontanarsi dal* dolore e da cercare di andare *verso* il piacere. La mente che non funziona così soffre invece di gravi patologie psichiatriche, e non è mia intenzione parlarne in questo libro. La nostra mente non riesce purtroppo ad andare oltre nel caso in cui si tratti di un piacere a breve termine che, però, provoca dolore a lungo termine, che è peggio. Guardate quante persone dicono: «Io sto bene così». È una convinzione nata dallo stato di comodo attuale, che dà sicurezza e indubbiamente un piacere che dura poco.

Se a lungo andare la situazione comincia a essere fonte di dolore e frustrazione, è difficile che ce ne rendiamo conto, e tendiamo a conservare i vantaggi secondari della nostra situazione piuttosto che capire che in futuro porterà solo guai. È giunta l'ora di tagliare le gambe al tavolo.

Cambiare convinzioni è possibile! Credi di non esserne capace? Il tuo atleta non crede di riuscire a cambiare, ritiene che sia difficile? Fagli questo esempio: per quanto tempo sei stato convinto che esistesse Babbo Natale? E adesso? L'esempio di Babbo Natale è ottimo per far capire che cambiare convinzioni, aumentare l'autostima, e quindi cambiare il proprio modo di porsi al mondo è facile e pure immediato. Basta semplicemente accedere di nuovo a quelle circostanze che ci hanno portati a cambiare credenza, capire perché, e ripetere gli stessi meccanismi per rendere potenzianti le nostre convinzioni. Il vero segreto da cui partire è abituare il cervello a fare certe associazioni.

Il condizionamento al successo deve partire da te, coach, ma sarà compito dell'atleta riuscire a capire come influenzarsi e continuare a farlo a lungo nel tempo. È appurato che scrivere sia il modo migliore per avere sotto mano ciò che si deve fare. Tutti i migliori manager del mondo scrivono da qualche parte ciò che devono fare e tutti gli allenatori più bravi che ho conosciuto riempivano quaderni di programmi, appunti, promemoria; prendere un impegno scritto con se stessi fa molto più effetto di assumersi un incarico e non metterlo nero su bianco: la mente tende a dimenticare. Le massaie si fanno la lista della spesa ed è proprio vero che scrivere cosa si deve fare, che si tratti della lista della spesa o di un progetto per migliorare la propria vita, ottimizza e facilita parecchio il compito.

La prima cosa che dovrai far capire all'atleta è questa: vuole davvero combattere la sua coscienza e le convinzioni limitanti che la affliggono? Desidera realmente uscire da quello stato in cui si trova e cominciare a ottenere risultati? Perché se non lo vuole veramente, tu potrai fare tutti gli sforzi del mondo, ma è molto probabile che non funzioneranno. Fa capire al tuo atleta che un conto è mentire alle persone, un conto è mentire a se stessi. Se lo vuole davvero, prendi carta e penna, e cominciate a scrivere insieme.

Primo passo

Identifica la convinzione limitante del tuo atleta, ciò che vorrebbe eliminare dalla sua vita in quel momento. Disegna il tavolo e scrivi sul piano questa convinzione. Anche più d'una, ma noi facciamo un esempio singolo per semplificare le cose.

Già vederla così, scritta, secondo me è una cosa che suscita dentro una reazione. Non è più una *convinzioncina* campata in aria, è lì davanti a te, pronta a montare sul ring e a fare a botte. Fa capire al tuo atleta che è arrivata l'ora di affrontarla, o altrimenti non avverrà il cambiamento, e sarete punto e a capo.

Secondo passo

Sfruttiamo la limitatezza della mente umana! Se è così vero che si va verso il piacere e si fugge dal dolore, ti chiedo: perché non sfruttare questo meccanismo per liberare dalla convinzione limitante chi hai davanti, che lo fa sentire uno schifo e non lo fa giungere ai risultati che invece vorrebbe ottenere? Benissimo! Il secondo passo è proprio questo: cerca di fare in modo che chi hai davanti realizzi quali conseguenze negative, a breve o a lungo termine, porta la sua convinzione limitante.

Cercate di capire insieme cosa gli costerebbe non abbandonare la convinzione, fa in modo che essa diventi una cosa negativa. Solo associando dolore al mancato rinnovamento e piacere al cambiamento potrai ottenere una trasformazione reale.

Terzo passo

Crea dubbi, scrivi vicino alle gambe del tavolo quali sono i presupposti che tengono in piedi le convinzioni che limitano il tuo atleta e cominciate a segare insieme le gambe del tavolo! Pensa che le cose staranno sempre così? O magari cambieranno? Questa credenza è ormai obsoleta? Perché? Bene. Prendete il foglio e scriveteci tutto ciò che vi viene in mente ed è discordante con la convinzione limitante del vostro atleta.

Quarto passo

Decidete adesso quale potrebbe essere la sua credenza potenziante. Ti faccio qualche esempio pratico della vita di tutti i giorni: se una persona, che considera un esame pesante e come fonte di tensione, cominciasse a vedere la cosa come un mezzo per arrivare all'obiettivo laurea o diploma, cambierebbe la sua visione delle cose?

Se un individuo, che crede di essere troppo giovane per fare un certo tipo di lavoro, pensasse che chi è più vecchio non ha la sua grinta, si impegnerebbe in modo diverso per ottenere ciò che vuole? E se una persona, che invece pensa di esser troppo vecchia per fare determinate cose, si convincesse che di vita ce n'è una sola, non se la godrebbe di più? Sostituire la vecchia credenza con una nuova potenziante può modificare il punto di vista con cui s'affronta la vita: scrivete quale potrebbe essere la nuova convinzione potenziante su cui far lavorare il vostro soggetto!

Quinto passo

Cerca nel passato del tuo pupillo la conferma della sua convinzione potenziante. Indaga su esperienze sue o di altri che possano avvalorarla. Pensava di non essere in grado di vincere una determinata gara? Ha creduto che forse, allenandosi con costanza e dedizione, avrebbe potuto riuscirci?

Ottimo, ora fallo tornare indietro con la mente a un episodio in cui ciò è avvenuto, una situazione che confermi la sua convinzione potenziante e se non ci fosse mai stata, semplicemente fagliela immaginare, o pensa a qualcuno che conoscete che ha vissuto quell'esperienza. E ora scrivetela.

Ultimo passo

Sfruttiamo ancora una volta il trucco del giochino *dolore-piacere*! Dì al tuo atleta di associare alla nuova convinzione qualcosa che lo renda felice. Scrivete quale nuova opportunità potrà cogliere, cosa cambierà in meglio nella sua vita e nei suoi risultati sportivi; associate un grande piacere, e scrivete tutto quanto sul foglio. Il vostro compito nei prossimi giorni dovrà essere di pensarci tanto.

Utilizzate il trucco della *Time Line*: la Time Line è un metodo studiato in PNL in cui si schematizzano eventi del passato o del futuro in modo da poter essere usati per fare una valutazione.

L'atleta dovrà pensarsi ormai arrivato, vedere il proprio futuro in cui avrà raggiunto il suo obiettivo come se fosse il presente, immaginandosi sul primo gradino del podio mentre alza la coppa al cielo. Fa in modo che la visione sia più nitida e dettagliata possibile.

Questo perché la mente non riesce a distinguere un'immagine vividamente rappresentata dalla realtà, e quindi anche solo il fatto di immaginarsi arrivati e associare piacere a questa cosa diventa uno stimolo in più per riuscire a realizzare il nostro obiettivo. Dopo che il tuo atleta ha immaginato le sensazioni che proverebbe al raggiungimento di un risultato, vivendo le cose in prima persona, fallo uscire dal suo corpo, e fa in modo che si osservi dall'esterno.

Fallo tornare indietro nel tempo con la mente, al presente, riavvolgendo la pellicola del film in modo che possa visualizzare tutte le tappe che ha percorso per arrivare al suo risultato. Deve diventare sempre più consapevole delle cose in cui crede, parlagli di chi è arrivato dove voleva arrivare e di come ha fatto a giungere così in alto, e poi presentagli un modello negativo, spiegandogli come ha fatto a ridursi così. Nei giorni in cui pensate a queste cose scrivete tutto ciò che vi viene in mente, tutto quello che potrà rendere migliore sia l'atleta che il coach.

SEGRETO n. 14: sfrutta la visualizzazione, perché essa aiuta a comprendere in che modo potenziare le convinzioni limitanti e indica alla mente la strada giusta da seguire.

Tuttavia, bisogna valutare bene un aspetto che finora abbiamo preso poco in considerazione, ovvero i **vantaggi secondari**. Analizzando la situazione che limita il vostro atleta, potreste trovarvi a dover scegliere se cambiare e annullare i vantaggi secondari oppure no. Per capire la vera importanza di questi vantaggi ti propongo di fare un gioco molto carino. Hai bisogno di quattro persone per poterlo realizzare.

Una sarai tu, un'altra sarà l'atleta stesso con le sue convinzioni, mentre le ultime due voci dovranno interpretare rispettivamente la coscienza che vede solo il lato negativo delle cose e quella che vede solo gli aspetti positivi. Facciamo un esempio:

COACH: «Atleta, qual è la tua convinzione limitante?»

ATLETA: «Non riuscirò mai a vincere la prossima gara.»

COACH: «Coscienza negativa, cosa ne pensi?»

NEGATIVO: «Penso che tu abbia ragione. Non è portato per fare questo sport e soprattutto manca troppo poco tempo alla gara per prepararsi in maniera ottimale.»

COACH: «Punto a tuo favore, coscienza negativa, il tempo è un aspetto fondamentale, ma, cosa c'è di positivo?»

POSITIVO: «Il nostro atleta potrebbe comunque impegnarsi al massimo in questi giorni, e arrivare ad affrontare la gara senza la tensione di doverla vincere per forza. La consapevolezza di non essere preparato al meglio potrebbe renderlo tranquillo e metterlo nella condizione di non avere niente da perdere, in modo da affrontare la gara con molta più serenità.»

COACH: «Bene! Quali sono i vantaggi secondari che ottiene dal non cambiare?»

NEGATIVO: «Sicuramente potrà avanzare delle scuse per non aver dato il massimo.»

COACH: «Positivo, pensi che sia una cosa trascurabile?»

POSITIVO: Certamente, le scuse causano frustrazione, mentre affrontare la gara sapendo che abbiamo fatto tutto il possibile ma che daremo comunque il massimo è il giusto modo per rimanere sereni.»

Ho improvvisato una possibile discussione a quattro sull'argomento. Ho tratto ispirazione dagli insegnamenti del trainer Giacomo Bruno, che ha pubblicato diversi libri sulla PNL. Ritengo che questo sia un ottimo metodo per trovare i vantaggi secondari che derivano dalle convinzioni dei nostri atleti e per valutare come affrontarli. Se il vantaggio secondario è trascurabile, diventerà come le altre gambe del tavolino che avete già segato. Se invece in realtà non è trascurabile, bisogna comunque cercare dei compromessi. Anche le convinzioni limitanti nascono da bisogni, quindi prima di fare in modo che l'atleta se ne liberi, analizzate i vantaggi secondari, eliminateli o trovate compromessi, se necessario, e solo dopo aver fatto questo presentate convinzioni potenzianti che li sostengano.

SEGRETO n. 15: rendi consapevole il tuo atleta delle sue convinzioni, mettile in dubbio se sono limitanti e fa in modo

che sussistano sempre le potenzianti, solo così potrai cominciare a condizionarlo al successo.

Per far sì che questo avvenga, dovrai insegnare al tuo atleta a condizionarsi al successo, a pensarsi come vincente da subito. Tutti possediamo delle convinzioni sparse che ci hanno aiutati a uscire da vecchie situazioni, ormai superate; il tuo atleta non è da meno: aiutalo a recuperarle e fa in modo che diventino il suo punto di forza.

Adesso conosci il modo per riuscire a trasformare ciò che lo limita in ciò che gli dà potere, allora sfruttalo. Perché avere paura di non riuscire, se si è sicuri che basta impegnarsi sul serio per farcela? Non dimentichiamoci mai di credere in noi stessi e nel nostro atleta. Dobbiamo farglielo sentire e non smetteremo mai di farlo, anche quando lui vede davanti a sé il buio più totale. È compito di noi coach sportivi fare in modo che i nostri atleti non mollino mai, anche quando tutto sembra perduto.

Credici, fai in modo che l'atleta ci creda e continuate a crederci insieme. Agisci per far sì che i vostri sogni si avverino e sii convinto di questo. Devi essere tu il primo a crederci, fallo sentire al tuo atleta e aiutalo sempre a essere fiducioso in se stesso.

Le persone di successo hanno convinzioni di successo, che permettono loro di ottenere risultati fuori dalla norma. Il tuo pupillo deve pensare alla storia di Sylvester Stallone, a come ha lottato per diventare il volto di Rocky; ricordagli di tutti i campioni che sono arrivati a ottenere i risultati che li hanno resi famosi e chiedigli: «Perché loro sì e tu no? Cos'hai di meno di loro?»

Se controllerete le vostre convinzioni, avrete in mano le redini della vostra vita, la chiave per poter pensare da vincenti. E anche quando il tuo atleta sarà messo male, non smettere mai di aver fiducia nelle sue potenzialità, impara dai tuoi errori e diventa migliore ogni giorno che passa. Pretendi sempre il meglio da lui.

Credo che questo sia un punto di svolta cruciale del libro. Ho parlato a lungo di come lavorare sulla psiche degli atleti, per convincerli a diventare vincenti e riuscire a condizionarli al successo, ma il mio ebook non è stato scritto solo per allenare la mente dei nostri atleti. Esso vuole essere un piccolo manuale generale per migliorare le tue conoscenze riguardanti l'allenamento in generale, e sto cercando di sfruttare le mie conoscenze di PNL per mostrarti i metodi con cui i migliori allenatori del mondo hanno forgiato dei campioni.

Unendo questi metodi a quello che hai letto nelle pagine precedenti, potrai associare le migliori metodiche d'allenamento ai segreti dei più grandi motivatori del mondo. Quindi, adesso, gambe in spalla, perché dal prossimo capitolo si comincia a lavorare.

RIEPILOGO DEL GIORNO 3:

- SEGRETO n. 11: l'allenamento mentale risulta di grande aiuto all'allenamento fisico tradizionale. Quest'ultimo è indispensabile e, unito a un training mentale, permette di ottenere risultati di gran lunga maggiori.

- SEGRETO n. 12: analizzando le convinzioni limitanti derivate dall'ambiente, dall'identità e dalle regole in cui l'atleta si identifica e i bisogni primari che le hanno fatte scaturire, potrai trasformarle in convinzioni potenzianti.

- SEGRETO n. 13: secondo il ciclo del successo, una convinzione potenziante ti induce a trovare più risorse per attuare il risultato che, una volta raggiunto, rafforza ulteriormente la convinzione di partenza.

- SEGRETO n. 14: sfrutta la visualizzazione, perché essa aiuta a comprendere in che modo potenziare le convinzioni limitanti e indica alla mente la strada giusta da seguire.

- SEGRETO n. 15: rendi consapevole il tuo atleta delle sue convinzioni, mettile in dubbio se sono limitanti e fa in modo che sussistano sempre le potenzianti, solo così potrai cominciare a condizionarlo al successo.

GIORNO 4:

Come fissare obiettivi di successo

Siamo arrivati finalmente al capitolo sulla formulazione degli obiettivi. Sono stato a lungo combattuto se collocare questo capitolo prima di quello sulle convinzioni, come succede nei libri dei miei autori preferiti, ma ho preferito mostrarti prima come lavorare sulle convinzioni dei tuoi atleti, per poi parlare del modo in cui mettere nero su bianco i tuoi obiettivi. Questo sarà possibile solo quando avrai reso la tua squadra un gruppo affiatato, vincente e convinto di potercela fare.

È vero che la regola del successo consiste nell'avere un piano e metterlo in pratica seguendo una strategia, ma se non ti senti una persona di successo, come fai a formulare una strategia di successo? Come avresti potuto capire che ci vuole flessibilità quando s'intraprende una determinata strada, se prima non ti avessi spiegato come agire sulle convinzioni, come affrontare i problemi che potrebbero sopraggiungere nella tua attività e soprattutto come rapportarsi con le persone che potresti incontrare durante lo svolgimento del tuo lavoro di coach sportivo? Sarebbe stato più difficile, e per questo ho optato per la presente suddivisione. Parleremo di obiettivi, sì, ma su un piano più pratico che teorico.

Ovviamente la teoria non mancherà, perché dovrai sapere quali sono le basi concettuali su cui si deve fondare la progettazione di un obiettivo, ma parleremo anche di pratica, in questo e ancor più nel prossimo capitolo.

Perché è necessario focalizzarsi sui nostri obiettivi? La risposta è semplice e concisa: la focalizzazione ci aiuta a capire qual è la strada giusta da seguire. Avviene l'attivazione del cosiddetto *Focus Mentale*, ossia un processo cognitivo che si verifica ogni qual volta siamo concentrati sul raggiungimento di un obiettivo, sia esso economico, sportivo, o anche semplicemente di puro piacere. Di esempi da fare ce ne sarebbero tanti: uno lampante è quello riguardante le automobili. Mettiamo caso che abbiate deciso di comprarvi un'auto nuova: avete mai fatto notato che da quel momento cominciate a vedere l'auto che desiderate dappertutto? Cos'è, tutti gli abitanti della vostra città hanno avuto la vostra stessa idea e si sono andati a comprare la macchina che volete voi? No, avete attivato il vostro Focus Mentale e quindi l'ago della bussola della vostra mente punta verso l'oggetto dei desideri.

D'altro canto, la focalizzazione può anche essere utile per tirarsi fuori dai guai. Vi racconto un'esperienza che ho vissuto indirettamente quando ero piccolo. Mio padre è un libero professionista, quindi sta a lui la gestione del suo lavoro, compreso tutto ciò che di burocratico e di finanziario ha a che fare con la sua attività.

Una volta accadde che, per puro caso, la Guardia di Finanza registrò la mancanza di alcune fatture d'acquisto di prodotti che lui utilizzava quotidianamente per il suo lavoro. Era un bel problema, perché rischiava grosso; come minimo avrebbe dovuto pagare una multa molto salata, ed era sicuro al cento per cento di avere quella fattura. Si focalizzò così tanto sulla risoluzione del problema, che arrivò a cercare queste fatture dappertutto, fino a che non le trovò. Sembra che fossero finite in uno di quei posti dove nessuno va mai a cercare. Se non si fosse focalizzato sulla risoluzione del problema, non lo avrebbe mai risolto. Il Focus Mentale può tirarci fuori dai problemi, ma, in maniera meno drastica, può anche essere sfruttato per il raggiungimento degli obiettivi.

Si tratta quindi di pianificare quello che in PNL viene chiamato "Stato desiderato". La concezione della PNL riguardo alla formulazione di obiettivi è molto semplice:

STATO ATTUALE → STATO DESIDERATO

Tradotta in parole meno schematiche, questa semplice formula significa che la pianificazione di un obiettivo deve essere posta nei termini di un passaggio dallo stato attuale alla condizione che si desidera raggiungere. Cosa si intende per stato attuale? Lo stato attuale è ciò che si verifica nel presente, nel caso di un atleta è ciò che è adesso, le sue convinzioni, l'ambiente che frequenta, i suoi comportamenti e i valori in cui crede. Lo stato desiderato invece è l'obiettivo che ci si propone di raggiungere, i risultati sportivi che vuole ottenere, le capacità e i comportamenti che vogliamo fargli acquisire. L'importante è non lasciare il futuro al caso. Non puoi decidere di allontanare il tuo atleta dallo stato in cui si trova per andare verso una meta a caso. Le direzioni da prendere sono infinite, se non si decide il punto d'arrivo. Perché, come ci insegna la vita, per fare un viaggio non puoi decidere di fermarti in un posto a caso, ma devi decidere da dove partire, dove arrivare e possibilmente anche quali strade percorrere.

La formulazione di un obiettivo non può prescindere da queste cose: hai bisogno di un punto di partenza, di un obiettivo ben preciso, ma soprattutto di un percorso da compiere. Potrai decidere come allenare il tuo atleta, cosa migliorare di lui, quali strategie e tecniche d'allenamento attuare per arrivare all'obiettivo, con flessibilità, ma una volta deciso tutto questo la direzione dovrà essere una sola, e tu dovrai seguirla.

Potrai anche modificare la mira durante la strada, ma partire già con le idee chiare può essere di grandissimo aiuto. Pianificare un obiettivo è il primo passo verso la sua realizzazione, il secondo è l'**azione**. Pensare senza agire è inutile, ed è quasi dannoso quanto agire senza pensare. Non prendere le mie parole verità assolute, non sono il mago Merlino di nessun re Artù, la magia non esiste, e la realizzazione del tuo obiettivo dipenderà solo esclusivamente da te e, ovviamente, dal tuo atleta.

Non pensare che, agendo e facendo tutto alla perfezione, raggiungerai sempre il tuo obiettivo, perché *sempre* è una parola che non esiste. Puoi avere una percentuale molto vicina al massimo, ma non è possibile ottenere sempre i risultati più alti, perché possono verificarsi eventi imprevisti, come un infortunio, o potresti anche pianificare l'obiettivo nel modo sbagliato.

L'importante è comunque agire, provarci. Ricorda che se hai un obiettivo che desideri realmente raggiungere, esso è come il centro di un labirinto: puoi cercare di arrivarci attraverso una via e fallire, puoi sbagliare cercando di arrivarci da un'altra strada, ma ogni fallimento sarà un'altra nuova via da tentare fino a che non troverai quella giusta. E sarà allora che arriverai alla realizzazione dei sogni. Capiterà a te, e anche al tuo atleta, di fallire. Siamo esseri umani, e il fallimento è una cosa normale. È importante, però, saper gestire gli insuccessi, sapere qual è la giusta filosofia con cui accettarli e andare avanti. Rimuginare sui motivi per cui tu o il tuo atleta avete fallito a cosa serve, se non a farti intristire e a restare legato al passato?

Proprio per questo motivo la PNL tende a risolvere i problemi utilizzando la domanda «Come...?» e non la domanda «Perché...?» Ovvio che ci sono questioni per le quali sono necessarie le motivazioni, come, ad esempio, quando spieghi il motivo di un errore, ma chiedersi sempre e solo la ragione dei nostri sbagli significa dire al nostro cervello di scavare nel passato, e nel passato non si trovano soluzioni per il futuro. Al contrario, chiedere al nostro cervello "come" fare per risolvere gli errori, aiuta a proiettare la nostra mente nel futuro, e la fa lavorare per riuscire a trovare le possibili soluzioni.

SEGRETO n. 16: guardare i fallimenti come fattori potenzianti per la risoluzione dei problemi aiuta a crescere sia noi che il nostro atleta.

Mettere in pratica le conoscenze acquisite fino a ora, e quelle che leggerai nelle prossime pagine sarà veramente efficace solo se farai una cosa: **scrivere**. Scrivere un obiettivo è il primo passo per raggiungerlo, poiché la scrittura mette in evidenza un impegno che abbiamo preso con noi stessi, e aiuta a essere coerenti con le decisioni prese, con i propri impegni e con ciò che si dice. Posso dimostrarti che funziona, portandoti l'esempio di qualche persona con cui ho lavorato durante la mia carriera schermistica.

Mi sono ritrovato accanto a quelli che sono considerati due tra i migliori coach schermistici sulla faccia della terra, e ho avuto l'onore di svolgere la preparazione atletica con due persone che hanno gestito, prima di me, l'allenamento di atleti che hanno vinto mondiali e Olimpiadi nella scherma, nel canottaggio e nell'atletica leggera. La cosa che accomunava il loro modo di lavorare, a parte alcuni concetti base noti in tutto il mondo della scherma, era il fatto che ognuno di loro teneva un taccuino o un quaderno dove annotare tutto.

Questi veri e propri manuali d'allenamento, che ogni anno questi ottimi coach andavano a compilare, erano le strategie e i piani di allenamento che avevano programmato a inizio stagione e che io, in qualità di atleta, avrei dovuto seguire durante tutta la stagione agonistica per poter arrivare ai vari appuntamenti al massimo della forma. Se questo non ti bastasse per capire l'importanza dello scrivere i nostri progetti, sappi che anche i migliori allenatori della serie A calcistica, dell'NBA e delle migliori squadre di pallavolo scrivono i loro programmi.

Non ti resta altro da fare che prendere ancora una volta carta e penna e cominciare a programmare. Come si pianifica un obiettivo? Bisogna tener conto di alcuni parametri generali accennati precedentemente. Prima di tutto un obiettivo deve avere una direzione: non si può pensare a un obiettivo in maniera non precisa, perché i risultati che otterremo saranno inevitabilmente risultati a loro volta non precisi. È la ruota del ciclo del successo. Quindi diamo una direzione precisa alla nostra meta.

Seconda cosa importante è che il nostro traguardo deve essere sempre espresso in positivo. E adesso cercherò di farti capire perché. Se io ti dico: chiudi gli occhi e **non** pensare a un gatto, qual è la prima immagine che ti viene in mente? Un gatto. Il nostro cervello non riesce, durante l'elaborazione delle immagini e dei pensieri, a riconoscere una negazione come qualcosa di vivido. È come pretendere che su un Macintosh possano essere utilizzati programmi che girano solo su Windows: non funzioneranno mai.

Se programmerai il tuo obiettivo scrivendo sul foglio ciò che non vuoi, entrerà in circolo anche stavolta il ciclo del successo, ma in una maniera che non ti aspetti: il tuo cervello, involontariamente, verrà settato su ciò che non vuoi e lavorerà per ottenere ciò che non vuoi. Ecco riassunte in alcuni punti le caratteristiche che un obiettivo deve rispettare, secondo le regole della PNL, per poter essere formulato correttamente:

- deve essere specifico;

- deve essere espresso in positivo;

- deve essere misurabile;

- deve essere responsabile;

- deve essere motivante;

- deve preservare i vantaggi secondari;

- deve essere ecologico.

So che alcune parole potrebbero sembrarti arabo, ma adesso

andremo a tradurle. I concetti della PNL sono riferiti all'eccellenza umana in generale, dato che essa è la scienza che studia appunto l'eccellenza umana; noi utilizzeremo questi concetti per poterli adattare alla nostra professione di coach sportivi e quindi li cuciremo insieme in modo da ottenere una buona linea guida generale che unisca il *modus operandi* dei migliori esseri umani del pianeta alla nostra professione. Un obiettivo, per essere formulato bene, deve essere **specifico**.

Ciò significa che nello sport non possiamo permetterci di formulare un proposito vago, senza punti di riferimento per il nostro atleta: «Vorrei che diventasse più forte». Che comando fornisce al nostro cervello questa frase? Nessuno, e da qui proviene il fallimento di tanti coach che, non conoscendo questa regola apparentemente semplice e banale, formulano obiettivi non specifici e quindi non raggiungono mai niente, perché, in sostanza, non si sono prefissati niente!

Le affermazioni generiche non hanno alcun significato per la nostra mente, non permettono al nostro cervello di focalizzarsi su qualcosa di puntuale e chiaro. Un obiettivo preciso, specifico e definito permette invece al nostro cervello di attivare il *Focus Mentale* e di dirigerlo verso un punto fisso e inamovibile, che ci fa da bussola e ci permette di capire sempre qual è la direzione giusta verso cui guidare la nostra barca anche quando il mare è agitato.

Sii preciso, quindi, niente può aggiungere maggiore potere alla tua vita che concentrare tutte le tue energie su scopi stabiliti! Allo stesso modo, un obiettivo deve essere formulato sempre in **positivo**. Le prime domande che dovresti fare a te stesso, o al tuo atleta, dovrebbero essere:

1. Cosa vuoi veramente?
2. Cosa desideri? Come vorresti stare?
3. Perché?
4. Quando?
5. Come?

Esprimere l'obiettivo in positivo ti permette di uscire dalla situazione presente, di proiettare te e gli allenamenti che preparerai verso qualcosa che è fisso, e pur riguardando il futuro, si avvicinerà sempre di più. Viceversa, un obiettivo formulato in negativo a cosa porterà? Nient'altro che alla focalizzazione di ciò che non vogliamo ottenere. È un po' come quando si vieta a un bambino di toccare la torta preparata per gli ospiti che arriveranno a cena. Se non la nascondi, il bambino proverà a mangiarla.

Quelli che vengono definiti *comandi negativi* non sono altro che messaggi che trasmettono il comando opposto a ciò che vogliamo. Un buon obiettivo deve sempre essere espresso in positivo, deve dire solo ciò che intendi fare o come vuoi far diventare il tuo atleta, e non ciò che non vuoi più fare o ciò che non vuoi che il tuo allievo sia.

La **misurabilità** di un obiettivo è un'altra caratteristica importante. Rendere il nostro fine più misurabile possibile significa quantificare nella maniera più precisa attraverso i numeri il risultato che dovrai conseguire. Altrimenti, come farai a capire se tu, o il tuo atleta, avete raggiunto la meta? È come se un centometrista non avesse la linea del traguardo a segnalargli l'arrivo: correrebbe senza sapere quando la gara è finita. Ugualmente tu e il tuo atleta dovete quantificare i vostri obiettivi e i risultati che pretendete di ottenere, altrimenti rischiereste di correre tutta la vita senza rendervi conto di aver raggiunto o meno ciò che vi eravate prefissati.

Un obiettivo è misurabile sia sulla scala dei numeri, sia su quella temporale. Formulare bene un piano d'azione prevede un punto d'arrivo e non possiamo prescindere dallo stabilire la durata del nostro percorso; in caso contrario, rischieremmo di adagiarci sugli allori e non fare niente, poiché non avremmo un limite temporale da rispettare. L'avvicinarsi della data di scadenza crea pressione, ti è mai capitato? In questo modo stabilirai per te e per il tuo atleta un preciso ritmo da seguire. Dire «prima o poi lo farò» è un'ottima scusa per non fare niente, per rimandare le cose trovando una pessima giustificazione alla nostra incapacità di agire.

È importante definire con precisione in quanto tempo vuoi tagliare il traguardo del tuo obiettivo, e definire anche tutte le scadenze dei passi che l'atleta dovrà compiere per arrivare alla meta finale. Avere un calendario delle competizioni che si terranno nella stagione è un ottimo punto di riferimento per cominciare a programmare queste scadenze, e parleremo di questo nel quinto capitolo.

Solo in questo modo riuscirai a capire quando avrete raggiunto il vostro fine. Fai capire bene al tuo atleta la differenza tra *percorso* e *risultato*: il tuo atleta non deve mai arrivare a interpretare i vari passaggi che hai stabilito come una forzatura o come la prova definitiva. Deve vederli come il mezzo, come il percorso attraverso il quale riuscirà a raggiungere i suoi risultati. Quando avrete raggiunto i vostri successi, godeteveli per un certo periodo. Cercate di assaporare tutte le sensazioni, di capire come percepite adesso il mondo, fate vostre quelle sensazioni per potervi convincere ancora di più delle vostre capacità e per poter così ripartire alla grande verso nuovi obiettivi e verso nuovi traguardi ancora più prestigiosi e ambiziosi.

Per farti capire quanto sia importante la misurabilità di un obiettivo, ti faccio un esempio. Mettiamo caso che un nuotatore decida di migliorare i suoi tempi. Se pensasse solamente a questo, molto probabilmente non otterrebbe niente, poiché non avrebbe come riferimento un limite sotto il quale scendere. Se invece quello stesso nuotatore decidesse di scendere di un determinato tempo, inferiore al suo record, quantificando il miglioramento, e se al contempo stabilisse un tempo limite entro il quale riuscire nell'impresa, allora sarebbe focalizzato e avrebbe la giusta spinta e la necessaria tensione a rispettare la scadenza che lo porterebbero a impegnarsi al massimo. Ovvio che se poi non riuscisse a migliorarsi di dieci decimi ma "solo" di nove, penso che potrebbe ritenersi ugualmente soddisfatto.

Un obiettivo è **responsabile** nel momento in cui sono soddisfatti questi due parametri:

- è fattibile;
- deve dipendere interamente solo da te e dal tuo atleta.

Porsi un obiettivo irrealizzabile è un errore. Un conto è pensare in grande, credere in traguardi stimolanti e che ci facciano spingere oltre i nostri limiti, e un conto è pianificare obiettivi che non sono minimamente realizzabili, se non del tutto impossibili. Se pretendessimo di far arrivare alle Olimpiadi un atleta che comincia da zero un mese prima della manifestazione, vorrebbe dire che abbiamo di fronte un autentico messia della disciplina sportiva, oppure che facciamo uso costante di sostanze stupefacenti.

A parte gli scherzi, è importante capire che potrebbe succedere di venire "sabotati" dalla nostra stessa mente, che è in grado di distinguere perfettamente tra obiettivi realizzabili e non, e per questo istintivamente portata ad allontanarci da quelle che sono pure fantasticherie. Alla prima difficoltà ci renderemo conto che non è possibile realizzare l'obiettivo che abbiamo sognato E sentiremo di aver fallito. Questo sì che provocherà frustrazione! Come facciamo a capire cosa vogliamo ottenere veramente dal nostro atleta, e cosa lui può arrivare a ottenere?

Un modo interessante per capirlo è valutare lo stato corrente dell'atleta attraverso un metodo molto utilizzato in PNL, la *ruota della vita*, che ho "adattato" per lo sport chiamandola la **ruota dell'atleta**. Trovate un'immagine come quella qui sotto facendo una semplice ricerca su *Google Images*, ma l'ho modificata appositamente per la nostra professione di coach sportivi.

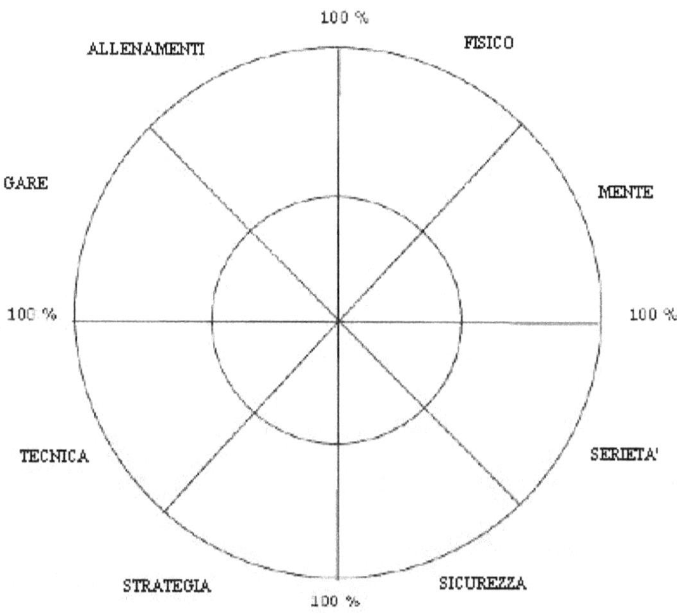

Per capire come funziona questa ruota, leggi i nomi che ho dato agli otto spicchi in cui è divisa. Sono nomi standard che ho pensato io, ma ciò non toglie che tu possa cambiarli. Pensa a questi spicchi della ruota come alle percentuali tue o del tuo atleta in quel campo e comincia a colorarla. Facciamo qualche esempio per comprendere meglio.

Analizziamo il **fisico** del nostro atleta. È un ragazzo ben piazzato, resiste bene agli sforzi, è veloce, scattante, esplosivo, ha molte buone qualità su cui lavorare, e quindi coloro questa sezione fino al novanta per cento. Però, dall'analisi della sua **mente** emerge una persona testarda, che non ascolta, che ogni tanto preferisce saltare gli allenamenti per andare a divertirsi con gli amici: questa cosa non ci va bene, vogliamo migliorarla, e coloriamo lo spicchio solo fino al venti per cento. Durante gli allenamenti il mio atleta si comporta bene, ottiene buone prestazioni: coloro fino al settanta per cento, e, sembrerà strano, ma è molto tenace e la tensione della gara lo fa sempre arrivare a dare il massimo che mi aspetto da lui: cento per cento.

Se, una volta completati tutti i campi, tu ti dovessi accorgere un'alternanza tra punti deboli e punti forti nella ruota, dovrai stabilire di lavorare sui primi cercando di preservare (o permettendoti anche di trascurare un pochino) ciò in cui invece l'atleta eccelle.

La ruota dell'atleta può risultarti utile anche nel caso in cui tu voglia vedere l'evoluzione del tuo allievo negli anni. Disegna la ruota di cinque anni fa (o meno, se è da minor tempo che lo stai allenando), pensando a come avresti considerato quelle caratteristiche cinque anni fa, valutando ciò che pretendevi dalla situazione passata. Potrebbe succedere che una variabile che al presente risulta bassa, prima fosse alta, ma ciò avviene semplicemente perché sia tu che il tuo atleta avete alzato i vostri standard, ed entrambi adesso pretendete di più.

Quindi, la ruota dell'atleta serve per valutare quali sono le caratteristiche del nostro allievo che vanno migliorate: è importante tendere sempre verso la ricerca del bilanciamento di queste caratteristiche e non del massimo. Quando tutte queste saranno arrivate a ciò che credi sia il top, dovrai alzare gli standard e pretendere ancora di più, perché chi si ferma, nello sport, come nella vita, è perduto.

Bisogna valutare bene le scadenze, la grandezza degli obiettivi, servendoci della nostra ruota dell'atleta: non dobbiamo essere troppo intimoriti dai cambiamenti, ma neanche troppo sicuri di noi stessi. Ho conosciuto tantissimi atleti che promettevano tante belle cose: «Io vincerò i campionati del mondo!» e poi neanche venivano convocati. Non possiamo neanche pretendere di volere tutto e subito, dobbiamo imparare a guardare un po' più in là del nostro naso, armandoci di costanza e lungimiranza. Un obiettivo davvero soddisfacente ha bisogno di anni per poter essere raggiunto, quindi dovrete saper aspettare. Questo è uno dei motivi per cui definisco un buon obiettivo **responsabile**, ma non lo sarebbe a pieno se chi intende raggiungerlo non avesse la possibilità di assumersene completamente la responsabilità.

Ciò significa che le risorse che tu e il tuo atleta, o la tua squadra, impiegherete, devono essere solo ed esclusivamente vostre, a meno che tu non possa avere accesso a mezzi altrui, ma è difficile con i tempi duri che corrono per l'economia dello sport italiano.

Il fatto che un obiettivo possa dipendere anche da altre persone significa che né te né il tuo atleta ne avete la piena responsabilità: dovete scegliere un obiettivo che sia nelle vostre mani. Potrebbe capitare, tuttavia, di dover passare sotto il giudizio di qualche altra persona: nel caso di un atleta che ha intenzione di esser convocato in nazionale, entrerebbe in ballo una terza persona a influire sulla sua meta: il commissario tecnico, o comunque la persona che seleziona gli atleti da convocare in nazionale. In questo caso è giusto pensare agli esterni come *risorse*, ovvero come mezzi o punti di passaggio attraverso i quali arrivare allo scopo finale. Nel caso dell'atleta che aspira alla convocazione in nazionale, cosa dovrà fare per poter ottenere la stima del suo commissario tecnico? Influenzarlo, affinché prenda una scelta positiva. Come può farlo? Ottenendo risultati, dimostrando di essere un atleta serio e meritevole di quella convocazione, parlando con il commissario tecnico, e in tanti altri modi che sta a te suggerire. Per riassumere: un obiettivo, per essere responsabile, deve poter essere nelle tue possibilità e deve dipendere solo da te e dal tuo atleta. Solo così potrete assumervene la responsabilità.

Se il traguardo prefissato fosse quello di vincere una sola partita in più del campionato per una squadra che già ne vince abbastanza, quale atleta si impegnerebbe mai per una cosa così poco **motivante**? Sarebbe sicuramente un risultato fattibilissimo, ma di sicuro non spronerebbe gli atleti a dare il meglio di sé.

Un buon obiettivo deve presentare un giusto compromesso tra la sua realizzabilità e lo stimolo che porta gli atleti a voler superare i propri limiti e a dare sempre il massimo durante le loro prestazioni. Lo scopo finale deve avere ragioni più alte di un semplice risultato sportivo, ragioni per le quali valga la pena impegnarsi, e questo perché la leva basata sulle sensazioni di piacere e di dolore è la più potente attraverso cui poter sollevare lo spirito dei propri atleti. L'atleta deve arrivare a sentire dentro l'eccitazione al pensiero di essere arrivato al suo obiettivo, deve provare questa sensazione di piacere che lo stimola a non pensare da mediocre, ma in grande, a voler crescere e ottenere successi.

Cerca di proporre ai tuoi atleti mete che siano allo stesso tempo realizzabili e molto entusiasmanti: devono creare in loro il desiderio di provare quelle emozioni, forti che deriveranno dal raggiungimento dell'obiettivo, quasi non devono dormirci la notte, ma arrivare a essere così entusiasti da presentarsi agli allenamenti mezz'ora prima per potersi allenare di più. Fa in modo che questo avvenga, e i tuoi atleti ti seguiranno come i topi il pifferaio magico.

Il **mantenimento dei vantaggi secondari** è un importante argomento su cui fondare la pianificazione di un obiettivo giusto e realizzabile. Spesso si trascura questo aspetto, ma in realtà è molto importante. Mettiamo caso di trovarci di fronte a un atleta obeso, dalle grandissime potenzialità, limitate però dal suo peso corporeo, che non è adatto allo sport che pratica. Potremmo imporgli di mettersi a dieta, ma dovremmo prima riuscire ad analizzare i vantaggi secondari che questa nostra decisione toglierebbe al nostro atleta.

È infatti risaputo che per le persone sovrappeso mangiare in quantità elevate ha vantaggi secondari. Fisiologicamente, ad esempio, la quantità di serotonina contenuta in una scorpacciata di cioccolato stimola i centri del piacere, tanto da esser stata definita dal grandissimo attore Al Pacino nel film *L'avvocato del Diavolo*: «Non molto diversa biochimicamente dal fare l'amore». Secondo la fisiologia del corpo umano, la serotonina è uno dei mediatori del piacere, ma non divaghiamo.

Tornando al nostro atleta obeso, altri vantaggi secondari del mangiare potrebbero essere il bisogno di sfogarsi per una situazione familiare magari non proprio idilliaca, oppure un'esigenza d'identificazione e di legame con un gruppo di persone sovrappeso come lui. Quindi per essere sicuro di realizzare i tuoi obiettivi, dovrai chiederti a che cosa tu e il tuo atleta rinuncereste, abbandonando il vostro obiettivo, e al contempo, anche che cosa succederebbe se non raggiungeste il risultato. Ovviamente non dobbiamo auto-sabotarci e non intraprendere la strada che ci siamo prefissati, solo perché abbiamo degli interessi secondari che potrebbero venire meno! È una cosa importante saper gestire questi vantaggi, perché essi sono come quei piccoli sassolini nelle scarpe che, una volta tolti, ci permettono di andare fino in fondo.

La rinuncia implica dolore, e il dolore porta il nostro atleta a compiere un grosso sforzo per raggiungere l'obiettivo, sia mentale che fisico. Bisogna stare attenti a questo giochino del piacere e del dolore: la mente non riesce a vedere la sofferenza a lungo termine se è esposta a una forma di piacere a breve termine. Siamo coach sportivi: un nostro atleta può anche divertirsi a essere ubriaco tutti i sabato sera, ma se non la smette finirà non solo per non fare più alcun risultato, ma peggiorerà pure il suo stato di salute.

Per superare il dispiacere causato da una rinuncia è importante dare una gratificazione al nostro atleta ogni volta che compie un passo avanti. In questo modo assocerà una gioia alla rinuncia e non la vedrà più come un doloroso sacrificio. Un buon esempio per l'atleta che vuole dimagrire è, ad esempio, concedergli un momento di svago in più in palestra durante l'allenamento, oppure un premio, sta a te decidere.

Non trascurare mai questo aspetto, altrimenti nel tuo atleta albergherà sempre quel piccolo mostriciattolo che con la sua vocina stridula continua a fargli pesare sulla coscienza le cose a cui sta rinunciando per raggiungere l'obiettivo che ha stabilito insieme a te. Chiedi al tuo atleta quali sono le sue paure e le sue convinzioni limitanti, che gli portano giovamenti secondari. Cercate di capire insieme i pro e i contro e di trovare una strada per poter trasformare la rinuncia in piacere. Se non sarete in grado di farlo, il traguardo finale non conserverà l'intenzione positiva del presente, i suoi vantaggi secondari, e quindi potreste anche fallire nei vostri intenti.

L'ultimo aspetto da valutare nella pianificazione dei propri obiettivi è quello **ecologico**. Cosa significa? In PNL ecologico significa rispettoso sia dell'ambiente che della persona. Come cambierà la vita quando raggiungerete la vostra meta? In che modo muterà il rapporto con genitori e persone care? E durante il percorso?

La prima cosa di cui tenere conto è la salute del nostro atleta. Se toccare il traguardo significa mettere a rischio la sua salute, è meglio riformulare i propositi iniziali. Se pretendi di far allenare il tuo allievo dieci ore al giorno, senza mai fermarsi, per ottenere un risultato, lo stancherai troppo, rischierà di farsi male, e ciò non sarà rispettoso della sua persona, oltre che un danno per la sua salute. Potrai pretendere degli sforzi in più ogni tanto, ma non fare mai in modo che questi diventino un'abitudine e che quindi possano nuocere al tuo atleta.

Ecologico significa anche rispettoso dei valori. Se pretendiamo di far fare al nostro atleta cose che non rispecchiano i suoi ideali, state sicuri che non ci seguirà. Provate a chiedere a un ragazzo molto legato alla sua famiglia di impedire ai suoi genitori di venirlo a vedere durante le competizioni. Sapete cosa succederà? Verranno meno i suoi valori e il suo punto di forza e tenderà ad auto-sabotarsi, con due possibili conseguenze: arriverà comunque alla meta, ma assocerà ad essa dolore e non riuscirà mantenere il risultato a lungo, oppure fallirà prima di arrivarci. Un obiettivo è ecologico nella misura in cui non va contro i propri valori e non mette a rischio la salute dell'atleta.

SEGRETO n. 17: pianificare un obiettivo di successo significa riuscire a trovare un traguardo specifico, formulato in positivo, misurabile, responsabile, motivante, che mantenga i vantaggi secondari e sia ecologico.

In questa seconda parte del capitolo potremo parlare degli obiettivi per l'allenamento e per le competizioni. Abbiamo analizzato la linea generale da seguire nella pianificazione di un progetto, ora dobbiamo cominciare a entrare più nello specifico.

Perché è importante riuscire a pianificare un buon allenamento? I motivi riguardano sia noi che i nostri atleti. La ragione che concerne noi coach è che, programmando bene gli obiettivi raggiungibili mediante l'allenamento, con il passare del tempo arriveremo a capire quali sono le potenzialità del nostro atleta. Per potenzialità intendo quegli spicchi della ruota della vita che poche pagine fa abbiamo compilato insieme. Ogni persona è diversa, ognuno di noi ha i suoi pregi e i suoi difetti, e se quella persona è l'atleta che dobbiamo allenare è nostro specifico compito di coach riuscire a migliorare le sue pecche e fortificare ancora di più i suoi pregi. Capire queste cose ci permetterà di poter pianificare allenamenti mirati.

Metti caso che il tuo atleta che fa salto in lungo abbia un'esplosività paurosa che gli permette di fare da fermo balzi molto lunghi; poi immagina che, nonostante l'esplosività, sia un ragazzo impacciato nei movimenti, poco coordinato.

Su cosa dovrai lavorare? Sulla coordinazione. È giusto, dunque, lavorare solo su quest'ultima e snobbare l'esplosività? No, altrimenti col passare del tempo potrebbe perdere la sua preparazione. Ci vuole sempre il giusto mix, dobbiamo essere capaci di valutare con flessibilità pregi e difetti dell'atleta, programmare l'allenamento a seconda di vari parametri che presto andrò a esporti e riuscire a dare il giusto peso alle cose su cui insistere. L'errore di tanti allenatori, è quello di non riuscire a capire questa cosa. Tante volte si perdono e pianificano allenamenti sbagliatissimi, perché puntano solo sulle capacità innate dei loro allievi, i loro talenti o i loro punti di forza, tralasciando completamente i loro difetti.

Agendo in questo modo si vengono a creare squilibri così accentuati che diventa molto difficile, man mano che passa il tempo, riuscire a ri-equilibrarli. È opportuno progettare un buon allenamento anche per l'atleta, perché solo programmando bene l'allenamento fisico e mentale potremo arrivare agli appuntamenti importanti al massimo della forma e con la possibilità di fare buoni risultati.

Prendiamo come esempio la programmazione degli allenamenti di una squadra che lotta per vincere il campionato, e di un'altra che mira a non retrocedere. Saranno uguali i periodi di allenamento pesanti e leggeri per le due squadre? No. La prima squadra dovrà arrivare al massimo della forma a fine campionato, perché è il momento in cui tutti cercheranno di dare il top per poter vincere, e non potranno permettersi di essere da meno. Al contrario, la piccola squadra, dovrà sicuramente puntare a vincere più partite possibili nel minor tempo possibile dal momento in cui inizia il campionato, per potersi garantire una situazione di tranquillità che gli permetterà di affrontare la fine della stagione senza il timore di retrocedere. Ciò potrebbe rovinare i risultati e quindi impedire alla squadra di salvarsi.

SEGRETO n. 18: la pianificazione dell'allenamento deve servire al coach per valutare la crescita del proprio atleta, e per poter far arrivare l'allievo in forma agli appuntamenti importanti.

Come è possibile, quindi, capire in che modo bisogna progettare un buon piano d'allenamento per il nostro atleta? Innanzi tutto specifichiamo che è giusto dare peso sia all'allenamento fisico-tecnico sia a quello mentale. Come è stato detto nei capitoli precedenti, l'allenamento fisico-tecnico è indispensabile per poter ottenere dei risultati, mentre l'allenamento mentale è una marcia in più che noi possiamo dare al nostro atleta per migliorare le sue convinzioni e il suo spirito È un po' come parlare dell'organismo umano: se l'allenamento fisico-tecnico fosse un organo del corpo umano potrebbe essere il cuore. Non si può vivere senza cuore, così come un atleta non può ottenere risultati senza allenarsi. Invece, l'allenamento mentale potrebbe essere paragonato alla milza: se ne può fare a meno, ma finché c'è si vive decisamente meglio.

Come ho detto prima, per ideare un buon allenamento fisico-tecnico è necessario valutare le potenzialità e i limiti del nostro giocatore. Ricordiamoci sempre che non è la preparazione fine a sé stessa ciò che interessa a noi e all'atleta, ma è lo scopo: arrivare agli appuntamenti importanti in forma. Quindi sarà necessario pianificare l'allenamento con il calendario delle competizioni alla mano; dovremo puntare a fare in modo che, con il passare della stagione, si possa riuscire ad alzare i livelli della ruota dell'atleta, e di mantenere su una buona percentuale anche i pregi del nostro atleta.

Questo ci permetterà di arrivare all'appuntamento importante con un atleta che, per ciò che è stato possibile, è al massimo delle sue potenzialità in ogni sfera della sua preparazione. Tuttavia, stai bene attento a programmare l'allenamento in maniera giusta, ma equilibrata: impegnarsi per migliorare i difetti dell'atleta è una buona cosa, ma non pretendere di farlo in certi periodi della stagione, perché rischierai di peggiorare la situazione. È questo il concetto di **gestione del tempo** di cui parlavo prima!

Prima delle gare bisognerebbe lavorare più sulla mente che sulla preparazione fisico-tecnica, perché entrano in gioco fattori come tensione e ansia che, non solo non permettono all'atleta di imparare ciò che vogliamo insegnargli per migliorare, ma creano in lui maggiori insicurezze perché si ritrova a fare una cosa di cui non è capace e si convince di non essere pronto. Bisognerebbe sempre arrivare alle gare senza nessun motivo per affrettare la preparazione: le cose urgenti e importanti sono deleterie, fanno vivere la stagione con la tensione della fretta addosso e questo è solo controproducente.

Programmare invece la stagione con i giusti ritmi, definendo passaggio per passaggio ciò che dovremo fare per arrivare preparati agli appuntamenti importanti è un ottimo modo per gestire il tempo e organizzarsi in modo da avere impegni importanti, sì, ma non urgenti, che ci permettono così di non creare la tensione della fretta e di vivere ogni giornata con la tranquillità adatta. Proprio per questo, la gestione ottimale del tempo ci permette, lontano dalle gare, di lavorare di più sugli aspetti in cui il nostro atleta è carente. Ciò non solo ci permette di lavorare riuscendo a sfruttare al meglio il tempo disponibile, ma è anche un ottimo mezzo con cui aumentare autostima e sicurezza del nostro atleta.

Pensate al grande impatto che può avere su un atleta riuscire, dopo tanti allenamenti, a raggiungere risultati in alcuni aspetti della sua preparazione fisica in cui fino al mese prima si sentiva insicuro e carente? Da ciò si evince l'importanza della **gestione del tempo** nella programmazione del nostro allenamento, e sarà oggetto di discussione nel prossimo capitolo. Un altro campo in cui lavorare molto è la mente del nostro atleta.

L'allenamento fisico-tecnico può servire a dare una spinta al lato mentale, ma non è l'unico mezzo che abbiamo per migliorare le convinzioni e l'autostima del nostro atleta. Abbiamo visto nel capitolo precedente che i grandi metodi di miglioramento delle convinzioni, proposti dalla PNL, sono stati applicati all'allenamento mentale del nostro atleta. Usare questi metodi può essere una marcia in più per il nostro allenamento e sicuramente porterà col tempo a migliorare le prestazioni fisiche del nostro atleta, i suoi risultati e a far crescere la sua autostima. Tuttavia ricordiamoci sempre che se vogliamo far crescere i nostri atleti, i primi a dover crescere dobbiamo essere noi.

Lo studio della PNL e della crescita personale può essere un ottimo modo per riuscire a migliorare il tuo modo di vedere le cose. Se sono arrivato a scrivere il libro che tu stai leggendo è solo grazie al fatto che mi sono appassionato talmente tanto alla materia da divorare letteralmente un libro dietro l'altro, leggendo saggi dei più grandi motivatori d'Italia e del mondo, con una voglia di sapere che è tipica dei bambini quando vogliono a tutti i costi conoscere o prendere qualcosa.

Se vuoi ampliare la visione del tuo atleta, lavora prima di tutto su te stesso: sii tu la prima mente sulla quale operare! Prima cresci tu e migliora il tuo modo di porti con il mondo intero, e poi potrai arrivare a capire come riuscire a trasmettere le conoscenze che hai acquisito e i cambiamenti che hai fatto al tuo atleta.

Per quanto riguarda l'allenamento mentale in sé, dedica almeno una seduta alla settimana per poter parlare con il tuo atleta. Deve nascere, in questo senso, un rapporto profondo, tale che porti il tuo atleta a sentirsi talmente tanto a suo agio da raccontarti tutto, e tale che porti te a essere in grado di capire ciò che sta limitando la visione delle cose del tuo allievo. Cerca di fare in modo che sia tu che il tuo atleta affrontiate l'allenamento mentale assumendo quello che la PNL definisce col nome di **Peak State**, che tradotto in italiano significa Stato di Picco. Cosa vuol dire Peak State?

Il Peak State è uno stato emotivo molto intenso. È necessario arrivare alla seduta di allenamento mentale in uno stato d'animo di assoluta tranquillità, serenità e sicurezza dei propri mezzi. In questo modo sia tu che il tuo allievo sarete più disposti allo scambio e potrete riuscire a prendere decisioni buone sul da farsi. Non è facile riuscire a capire quando si è in questo stato, è necessaria molta pratica, e per questo ti consiglio di leggere altri libri di PNL o addirittura di frequentare qualche corso pratico.

Prendere decisioni quando si sta male è rischioso, così come è pericoloso affrontare queste sedute di allenamento mentale quando non si è tranquilli. Si rischia di non dire le cose, di decidere cose sbagliate e anche di omettere dei particolari che magari ci sembrano banali, ma potrebbero risultare importantissimi.

Mettetevi in Peak State prima di cominciare, fate in modo che la vostra ora alla settimana possa essere vista da voi come un piccolo passo fuori dalla vita di tutti i giorni, e solo così riuscirete a dare il meglio di voi durante queste sessioni di allenamento. Se invece sentite proprio di non riuscirci, perché state male, è meglio rinviare a un altro giorno. Che però non diventi una scusa per non fare niente, mi raccomando. L'ultima cosa che voglio dirvi sull'importanza dell'allenamento è quella di osservare e di pensare sempre. Mantenere aperta la mente pronta a cogliere ogni cosa che accade è una cosa fondamentale per un allenatore.

Quando i vostri atleti si allenano, cercate di seguirli sempre, non mettetevi nella situazione in cui, per seguirne uno solo magari durante una seduta individuale, rinunciate a seguirne altri dieci. Sapete perché? Perché in questo modo non solo potrete valutare come lavorano tutti e quali errori svolgono durante l'attività, ma anche perché così gli atleti non si sentiranno mai snobbati da voi e non nasceranno situazioni negative di competizione, che possono essere positive o negative. L'agonismo è positivo quando si identifica con quella normalissima voglia di diventare migliori degli altri, che tutti gli atleti hanno scritta nel proprio DNA, e che rappresenta un'ottima cosa per noi allenatori, poiché possiamo sfruttarla per farli crescere.

Una situazione di competizione diventa negativa quando, a causa soprattutto delle attenzioni dell'allenatore, gli atleti del gruppo cominciano a provare invidia verso qualcun altro. Questo non si tradurrà in voglia di migliorarsi, ma solo in desiderio di dimostrare che l'altro è inferiore, nell'accezione negativa della parola. Creerà solo invidia e odio, e ben presto l'ambiente si caricherà di una tensione che nuoce al proseguimento del lavoro.

Osservare i propri atleti, quindi, è utile per non rischiare di cadere in situazioni sfavorevoli. Inoltre, come detto prima, questo ci offre la grande possibilità di valutare in ogni singolo momento ciò che accade, ciò che c'è da correggere, ma anche ciò che va molto bene. Tutte queste cose poi andranno annotate sul nostro taccuino per potercele ricordare e per poter essere valutate con calma in modo da poter apportare eventuali modifiche al nostro piano d'allenamento.

SEGRETO n. 19: una corretta gestione del tempo permette di programmare un allenamento in tutte le sue componenti, ovvero quella fisica, quella tecnico-tattica e quella mentale.

Infine, parliamo di come porsi gli obiettivi riguardanti le **competizioni**. Quest'ultima rappresenta, per lo sport, il momento di massima espressione. Non c'è sport se non c'è una gara. Anche i vecchietti che giocano a bocce, quando fanno una partita, stanno competendo e ognuno di loro vuole vincere. Anche se parleremo in maniera molto approfondita riguardo alle competizioni nel sesto capitolo del libro, mi preme sottolineare alcuni punti importanti a cui fare riferimento, e sono quelli che, come avrai capito, riguardano la programmazione degli obiettivi che si vogliono raggiungere.

Un obiettivo sportivo non può prescindere dalla valutazione delle competizioni che il nostro atleta o la nostra squadra si troverà ad affrontare, e per questo è giusto avere le idee chiare a riguardo. È importante riuscire a distinguere tra competizioni importanti e non. Questo serve soprattutto a noi allenatori per programmare la stagione agonistica, e non agli atleti. Questi devono affrontare la gara sempre con lo stesso spirito, e cioè con la grinta e la voglia di vincere. Noi, invece, dobbiamo programmare tutto in funzione delle gare che riteniamo più importanti.

Eccoti riassunti alcuni parametri che possono servirti come esempio per capire come scegliere le competizioni importanti:

- competizioni di campionato in cui c'è uno scontro diretto per contendersi il titolo;
- gare di coppa in cui bisogna vincere per potersi qualificare ai turni successivi;
- fasi finali dei vari incontri;
- match che precludono la qualificazione a competizioni più importanti;
- sfide che potrebbero determinare una convocazione in nazionale.

Credo di aver riassunto tutti i possibili tipi di incontri. Va da sé che queste sono solo delle linee guida: gli sport sono talmente tanti che è difficile sapere come funzionano le competizioni di ogni singola disciplina di squadra o individuale. È importante però capire il concetto.

Quando avremo stabilito sul nostro calendario quali sono secondo noi le competizioni in cui bisogna fare dei risultati e quali quelle che rappresentano un po' un "allenamento alla gara" sarà ora di capire qual è l'atteggiamento da tenere verso l'una e verso l'altra e come pianificare gli obiettivi a riguardo di entrambe le tipologie di gara. Una gara importante va presa con assoluta serietà. È il momento in cui sia noi che i nostri atleti siamo chiamati alla resa dei conti, in cui potrebbero realizzarsi o andare in fumo i nostri obiettivi, e quindi è giusto prenderla con il dovuto rispetto.

Dovremo progettare i nostri piani in modo da far arrivare il nostro atleta al massimo della sua condizione fisica, tecnica e mentale, proprio alle gare che rappresentano i passi importanti verso il raggiungimento degli obiettivi. Gli allenamenti che faremo quindi saranno volti ad assicurarci un'ottima preparazione fisica per alcune gare, a scapito magari di quelle considerate meno importanti. Infatti ci possiamo permettere, a differenza delle prime, di arrivare agli incontri meno importanti con un po' più di pesantezza sulle gambe, ma pure in queste l'allenamento mentale del nostro atleta non deve mancare.

In queste competizioni l'atleta può permettersi di tenere un atteggiamento mentale che può essere diverso, ma che comunque non deve mai mancare: può provare a gareggiare al massimo anche se la sua condizione fisica non è al top, e imporsi questa cosa semplicemente con la forza della mente, o può provare ad attuare in gara ciò che ha imparato negli allenamenti; cosa che permetterà anche a te di valutare come reagisce in una situazione di tensione nell'applicare tecniche o strategie che per lui sono nuove.

Quello che però non deve mai mancare è la concentrazione. Che siano importanti o no sono pur sempre competizioni, ed è segno di serietà affrontare ogni singolo match con concentrazione, grinta e tenacia. Abitua il tuo atleta a questo, a essere sempre concentrato quando va in partita: la gara rappresenta uno dei tanti mezzi per il raggiungimento dei suoi obiettivi, e affrontarla con la mentalità inadeguata potrà portarlo solo al raggiungimento di risultati sbagliati.

SEGRETO n. 20: pianificare i propri obiettivi nello sport significa dover scegliere come affrontare le singole competizioni: ci possiamo permettere un approccio diverso alle gare importanti o no, ma quello che non deve mai mancare al nostro atleta è la concentrazione.

Credo di aver parlato abbastanza di questo argomento, spero di averti dato le informazioni necessarie per farti capire come pianificare al meglio gli obiettivi che tu e il tuo atleta vi siete preposti e spero che possiate sfruttare al meglio i miei consigli. Tuttavia, sarebbero consigli gettati al vento se adesso non si passasse direttamente all'azione.

I prossimi due capitoli saranno dedicati solo ed esclusivamente all'azione, e riguarderanno la parte strettamente pratica dell'allenamento e della competizione. Ti ho fornito tutti i mezzi in mia conoscenza per rendere più facile il tuo lavoro: sfrutta la ruota dell'atleta, pianifica i tuoi obiettivi tenendo conto delle sette variabili che ti sono state date, stai attento a rivolgere le tue attenzioni verso le cose giuste e sarai in grado già da ora di riuscire a formulare degli obiettivi vincenti!

RIEPILOGO DEL GIORNO 4:

- SEGRETO n. 16: guardare i fallimenti come fattori potenzianti per la risoluzione dei problemi aiuta a crescere sia noi che il nostro atleta.

- SEGRETO n. 17: pianificare un obiettivo di successo significa riuscire a trovare un traguardo specifico, formulato in positivo, misurabile, responsabile, motivante, che mantenga i vantaggi secondari e sia ecologico.

- SEGRETO n. 18: la pianificazione dell'allenamento deve servire al coach per valutare la crescita del proprio atleta, e per poter far arrivare l'allievo in forma agli appuntamenti importanti.

- SEGRETO n. 19: una corretta gestione del tempo permette di programmare un allenamento in tutte le sue componenti, ovvero quella fisica, quella tecnico-tattica e quella mentale.

- SEGRETO n. 20: pianificare i propri obiettivi nello sport significa dover scegliere come affrontare le singole competizioni: ci possiamo permettere un approccio diverso alle gare importanti o no, ma quello che non deve mai mancare al nostro atleta è la concentrazione.

GIORNO 5:

Imparare le basi del piano d'allenamento

La PNL è la scienza che studia l'eccellenza umana e, dato che si occupa di trarre regole pratiche dall'analisi della realtà, è una scienza che funziona per definizione. Ho lavorato per anni e anni con alcuni tra i migliori coach sportivi del mondo, ne ho frequentati e conosciuti altri, ho incontrato atleti fortissimi in molte discipline, e penso di aver accumulato abbastanza esperienza sportiva per fare un sunto di tutte le tecniche e le tattiche vincenti di allenamento che ho visto, conosciuto e, per la stesura del mio libro, modellato.

Modellare, in PNL, significa prendere a modello una persona che rappresenta per noi l'eccellenza umana in un determinato campo, seguirla, analizzarla, e riuscire a estrapolare dalle nostre analisi regole che schematizzino in modo preciso e replicabile da chiunque i metodi del nostro modello di riferimento. In questa maniera e grazie a questa tecnica che ti verrà spiegata nei prossimi capitoli, è possibile capire come hanno fatto le persone eccellenti a essere diventate quello che sono, decifrarne i segreti e applicare le nuove metodiche imparate per aiutare a migliorare chiunque in un determinato campo. Lo stesso modellamento è, ovviamente, applicabile allo sport, e mi sono limitato a metterlo in pratica, basandomi sulle mie esperienze, su quello che m'ha insegnato la PNL e su ciò che ho appreso dallo studio sui libri e su Internet.

C'è un proverbio inglese che sembra fatto a puntino per ciò che vi andrò a spiegare; provate a farvi un'idea di ciò che questa frase potrebbe rappresentare per un atleta:

«La forza di una catena è determinata dal suo anello più debole».

Dopo averla tradotta, utilizzerò questa frase come mezzo per introdurti la formulazione di un buon piano d'allenamento, che porti il tuo atleta o la tua squadra a realizzare obiettivi vincenti. Provate a vedere il vostro atleta un po' come una catena e, come recita la frase che tanto amano gli "hooligans", più anelli deboli avrà questa catena, più sarà facile spezzarla.

Ma quali sono gli anelli della catena nel nostro atleta? Essi s'identificano con quegli aspetti dello sport che possono essere integrati e migliorati attraverso l'allenamento. Ritengo che essi, come già accennato nei capitoli precedenti, possano essere riassunti in tre punti:

- la preparazione atletica;
- la preparazione tecnico-tattica;
- la preparazione mentale.

Il capitolo sarà focalizzato soprattutto sull'aspetto della preparazione mentale, poiché è, al momento, l'aspetto che meno di tutti viene preso in considerazione dagli allenatori italiani. Eppure, senza questa, è come se il nostro atleta avesse un anello debole sulla sua catena.

In parole povere, senza preparazione mentale, il nostro atleta può spezzarsi. Per questo parleremo soprattutto delle metodiche di preparazione mentale, perché potrei di sicuro ergermi a conoscitore dei metodi migliori per l'allenamento fisico, tattico e tecnico della scherma, avendola praticata per tanti anni ad alti livelli, ma di certo non posso pretendere di andare a insegnare a coach di altre discipline sportive come programmare l'allenamento fisico dei propri atleti, perché non possiedo una preparazione specifica in materia.

Tuttavia, sulla base delle mie esperienze, sono arrivato a modellare alcune tipologie d'allenamento comuni a tutti gli sport, e quindi te ne parlerò molto volentieri, poiché potrebbero rappresentare per un nuovo coach una linea guida per programmare gli allenamenti, e per un tecnico d'esperienza uno spunto in più per arricchirsi.

SEGRETO n. 21: un atleta è come una catena di tre anelli, in cui preparazione fisica, tecnica, tattica e mentale si intrecciano. Basta che uno di questi tre anelli sia debole e la catena si può spezzare.

Partiamo quindi dalla prima nozione: la preparazione **fisica**. Includerò in questa parte anche la tecnica e la tattica, perché sarà una sezione più scorrevole, nella quale fornirò i consigli base per un buon piano d'allenamento, niente di più. Cos'è l'allenamento fisico? L'allenamento è il mezzo attraverso il quale noi miglioriamo le prestazioni del nostro atleta e tutti i meccanismi connessi a determinati esercizi. Prima caratteristica, molto importante, della preparazione fisica, è la **specificità**. Un allenamento ben formulato deve essere mirato a migliorare sostanzialmente solo la funzione su cui ci interessa lavorare.

Ciò significa che quando si allena solo ed esclusivamente un muscolo, ne risentiranno gli altri, costretti all'inattività e ciò influirà negativamente sull'equilibrio fisiologico dell'organismo. Ed è per questo che l'allenamento deve essere specifico, mirato, ma vario: allenare sempre una sola qualità o potenzialità del nostro giocatore creerebbe squilibri e potrebbe generare punti di debolezza nell'*anello* costituito dalla preparazione atletica. Per evitare ciò, è utile che l'allenatore faccia un'analisi delle variabili che entrano in gioco nell'approccio all'atleta, ossia tutti quei parametri tra i quali rientrano:

- il fisico, la mente, le convinzioni ecc., di cui ti ho parlato nei capitoli secondo e terzo e che puoi analizzare sfruttando la **ruota dell'atleta** come e quando vuoi;

- lo sport che pratica, secondo le cui regole deciderai quali tecniche d'allenamento sono, secondo te, migliori di altre.

Il concetto base della preparazione atletica è quello del **sovraccarico**: impegnare i vari muscoli o sistemi a un livello superiore di quello normale mette questi stessi sistemi in grado di avere una normale reazione fisiologica che li porta a riuscire a sopportare maggiormente i carichi e quindi a fornire prestazioni migliori.

È chiaro quindi che il concetto di sovraccarico deve essere progressivo, e deve aumentare pian piano in base ai miglioramenti del nostro atleta. Ricordiamoci però di non esagerare assolutamente con il sovraccarico: esso deve essere mirato alle condizioni del nostro atleta, e mai eccessivo. Meglio avanzare poco per volta che cercare di ottenere tutto e subito! Una buona preparazione atletica comincia a dare i suoi frutti come minimo dopo un mese e mezzo, quindi sii paziente e costante e vedrai che prima o poi otterrai risultati. L'eccessivo carico di lavoro, inoltre, potrebbe portare a traumi e infortuni, che bloccherebbero il nostro lavoro e ci costringerebbero a stravolgere i nostri programmi.

Esistono quattro livelli di carico, che vado prima a elencarti in maniera schematica:

1. Primo livello: **riscaldamento**. L'atleta avverte una minima sensazione di fatica, non necessita di alcun livello di concentrazione, la respirazione varia di poco rispetto alla situazione di riposo.

2. Secondo livello: **carico minimo**. In questo caso si comincia a parlare d'allenamento vero e proprio; l'atleta arriva a provare una leggera sensazione di fatica, ha bisogno di pause per riprendersi brevi e distanziate nel tempo, e necessita di poca concentrazione.

3. Terzo livello: **carico medio**. L'atleta avverte una fatica notevole con l'allenamento, la concentrazione deve essere alta, e dobbiamo calcolare pause leggermente più lunghe e distanziate da intervalli di tempo minori.

4. Quarto livello: **carico massimo**. È il momento

dell'allenamento in cui l'atleta è costretto a dare il massimo. Avvertirà una grandissima sensazione di fatica, gli sarà richiesta la massima concentrazione e le pause dovranno essere più lunghe e a distanze di tempo brevi.

L'alternanza degli ultimi tre livelli di sovraccarico va a costituire la base su cui formulare la preparazione atletica di tutta la stagione. Per quanto riguarda il riscaldamento, esso rappresenta secondo me una componente essenziale dell'attività fisica, perché un buon riscaldamento dovrebbe sempre precedere ogni allenamento. I muscoli sono come un'automobile: riescono a fornire le prestazioni migliori quando sono più caldi e rischiano di rompersi quando sono ancora freddi.

Quindi ricordiamoci sempre di far riscaldare i nostri atleti prima di cominciare un qualsiasi allenamento, tanto più prima di una competizione. Giusto per conoscenza, ti introduco anche un altro concetto, che è quello della differenza tra lavoro muscolare **aerobico** e lavoro muscolare **anaerobico**. Il primo è definibile come un'attività che toglie il fiato ma può essere continuata per un tempo prolungato, favorisce lo sviluppo di cuore, polmoni e vasi sanguigni e li rende più efficienti nella distribuzione dell'ossigeno all'intero corpo.

Alcuni esercizi aerobici sono il nuoto, la corsa, il ciclismo, vale a dire sforzi poco intensi, ma costantemente protratti nel tempo. Al contrario, l'esercizio anaerobico è uno sforzo breve ed energico e non si prolunga nel tempo. Quando l'organismo è spinto fino al punto in cui i polmoni non sono più in grado di fornire una quantità di ossigeno sufficiente ai muscoli, si sta facendo un esercizio anaerobico.

Questo, inoltre, accelera l'attività metabolica in modo tale che anche alla fine dell'esercizio l'organismo continui a bruciare grassi e a produrre acido lattico, che a sua volta provoca i tipici dolori muscolari dopo un'attività fisica intensa. Esercizi anaerobici sono, ad esempio, la corsa veloce, il sollevamento pesi, le flessioni e i sollevamenti alla sbarra, che implicano l'attivazione del muscolo per sforzi intensi, ma di breve durata, generalmente non superiori al minuto. Questa breve parentesi mi serve per fornirti il concetto base dell'allenamento dal punto di vista fisiologico: bisogna cercare sempre di allenare i muscoli a sopportare lo sforzo di tipo anaerobico, affinché con l'allenamento si trasformi in un sovraccarico più blando e prolungabile nel tempo, ossia di tipo aerobico. In questo modo spariranno i dolori e aumenteranno le prestazioni fisiche del nostro allievo.

Se lo sforzo richiede elevata potenza, come nel caso del sollevamento pesi, delle prove di velocità, di salto e di lancio, si dovrà migliorare la componente anaerobica; lo stesso vale per quegli sforzi in cui prevale la potenza distribuita su un tempo più lungo, come i giochi di squadra e la velocità prolungata. Invece, se lo sforzo è puramente aerobico, come negli sport di resistenza, si dovrà lavorare sulla componente aerobica.

Dopo aver capito questi concetti, dobbiamo passare direttamente alla pratica, all'**azione**. La preparazione fisica vede il suo culmine nella progettazione dell'allenamento, e noi non saremo da meno e formuleremo un piano vincente! Occorre incamerare due concetti da tenere bene a mente ogni volta che metteremo mano al nostro taccuino: il periodo di **carico** e di **scarico**. Ripeto ancora una volta che è importante scriversi tutto per poter prendere un impegno con se stessi, e anche per ricordare meglio. Quando parlo del nostro atleta, non sto paragonando i suoi cicli di allenamento a una ditta di traslochi, ma sto cercando di farti capire che, durante la stagione sportiva, è importante distinguere tra periodi in cui il nostro atleta dovrà essere disposto a sopportare carichi di lavoro maggiori (periodi di carico), e altri durante i quali il lavoro sarà minore (periodi di scarico).

La giusta alternanza tra queste due fasi determinerà il nostro modo di lavorare e, di conseguenza, i risultati a livello fisico che riusciremo a ottenere dall'atleta. Passo ora a illustrarti quali sono gli esercizi più comuni a tutte le discipline sportive relativamente alla preparazione atletica.

Pesi

I pesi possono essere eseguiti secondo due diverse tipologie: nell'allenamento piramidale si alternano pesi minori a ripetizioni maggiori, scalando sempre di più fino a che non si arriva a pesi maggiori in ripetizioni minori (ad esempio, parto con cinque chili per dieci ripetizioni e arrivo a cinquanta chili per una sola ripetizione); nell'allenamento classico si preferisce utilizzare un peso standard per un numero di ripetizioni standard (ad esempio, venti chili per sette ripetizioni).

Corsa

- Fondo è quel tipo di corsa in cui non ci sono mai variazioni, può essere fatta su percorsi brevi o percorsi lunghi, a velocità alte o basse;

- fartlek: è una corsa su distanze lunghe in cui si alternano periodi di elevata e bassa velocità, sfruttando i cambiamenti improvvisi per aumentare le risposte dei riflessi muscolari dell'atleta;

- corsa balzata: è simile al fondo, in cui si alternano periodi di corsa normale a lunghi tratti di balzi in avanti. È molto utile per sviluppare le reazioni di tipo esplosivo dell'atleta;

- ripetute: si tratta di un esercizio di resistenza alla velocità, in cui si percorrono avanti e indietro tratti brevi o di media distanza al massimo della velocità.

Addominali

Sono la base di molti sport in cui c'è bisogno di coordinazione e di stabilità del busto. Possono essere fatti nei modi più svariati, ma posso consigliarvi una disciplina molto utile che insegna a fare gli addominali in maniera praticamente perfetta: il pilates.

Questa disciplina, che sta andando molto di moda negli ultimi tempi benché sia stata inventata negli anni Venti, tende a delineare i muscoli, migliorare la postura e la flessibilità, partendo dalla ricerca costante dell'equilibrio del corpo. Il baricentro del sistema è rappresentato dai muscoli addominali.

Lavorando su questi come fulcro, il pilates permette di tonificare muscoli dorsali e addominali in maniera efficiente, senza avere dolori alla schiena, e permettendo al nostro atleta di acquisire una tonicità dei muscoli del bacino e dell'addome tale da garantirgli un'ottima stabilità.

Tutto questo avviene grazie a una respirazione profonda che, sfruttando il baricentro dell'addome con precisione, concentrazione, controllo e fluidità, permette non solo di eseguire gli esercizi in modo corretto, ma anche di liberare la mente e rilassarsi. Da provare.

Stretching

È una componente importantissima dell'allenamento. Esso comprende una serie di esercizi fisici atti a ridurre la tensione muscolare; inoltre, migliora la coordinazione e la propriocezione (cioè la presa di coscienza del proprio corpo), previene traumi muscolari e tendinei e favorisce l'escursione articolare.

Esistono vari tipi di stretching e vari modi per effettuarlo, ma non sto a dilungarmi, perché entrano in ballo fattori come l'anatomia e la fisiologia muscolare che non sono scorrevoli da leggere. Lo stretching resta l'unico punto fermo dell'attività fisica: puoi evitare la corsa, i pesi, gli addominali, ma ricordati sempre che alla fine dell'attività fisica è meglio far rilassare i muscoli dei nostri atleti mediante lo stretching.

Programmare un allenamento stagionale in maniera corretta serve anche a non sovraccaricare l'atleta. Una situazione nota col nome di "super allenamento" porta più danni che privilegi ed è da evitare: solo considerando bene i tempi e i cicli di lavoro in modo preciso, così come i periodi di recupero tra i vari esercizi e i diversi cicli, potremo evitare di far cadere i nostri atleti in uno stato di super allenamento che aumenta le possibilità di traumi o di infortuni. Per questo è necessario distinguere i periodi di carico maggiore, di carico medio e di carico minore (o scarico), che andranno alternati in maniera consapevole e saggia nella stesura del nostro piano stagionale d'allenamento.

Come prima mossa occorre stabilire gli obiettivi che intendiamo far raggiungere al nostro atleta con i parametri che ho spiegato nel quarto capitolo e solo dopo potremo prendere carta e penna e, calendario degli appuntamenti alla mano, cominciare a programmare gli allenamenti in modo da adattarli alle date in cui vogliamo il nostro atleta al top della forma fisica. Dovremo distinguere due diversi periodi: uno è quello che io chiamo **pre-stagione** e l'altro è la **stagione** agonistica vera e propria.

Come dice il nome stesso la **pre-stagione** precede l'inizio della stagione, è quella in cui non ci sono gare e dove di solito gli atleti arrivano reduci dalle vacanze, quindi fuori allenamento e magari con la testa ancora alle spiagge o alla montagna innevata. In tanti anni d'esperienza ho sempre notato che la divisione dei cicli d'allenamento avveniva secondo uno schema di tipo **settimanale** e, siccome poi informandomi ho visto che è uno schema vincente perché utilizzato dalla maggior parte dei coach delle varie discipline, l'ho preso come modello di riferimento.

Consideriamo che nella pre-stagione i nostri atleti devono raggiungere quella preparazione fisica tale che consentirà loro di sostenere i carichi di lavoro dell'intera stagione agonistica. Quindi sarà necessario, per formulare bene l'allenamento, partire in maniera molto blanda, per permettere ai ragazzi di adattarsi ai ritmi e soltanto più in là cominciare a caricare il lavoro in crescendo.

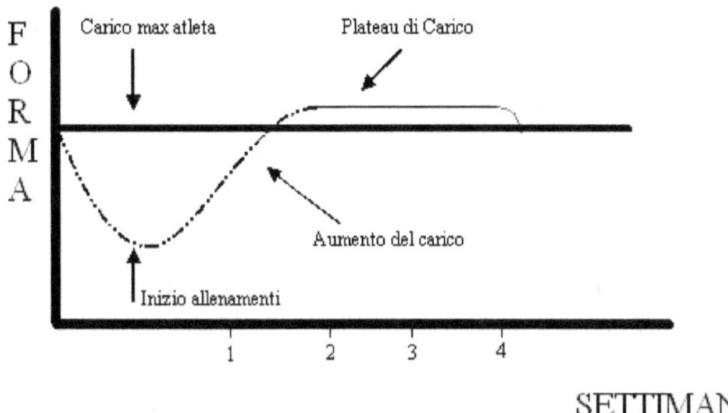

Osservando lo schema potrai farti un'idea di come dovrebbe essere l'allenamento. Se partissimo da un momento in cui la forma fisica fosse calata e stabilissimo un carico massimo, dovremmo agire in modo da riuscire ad arrivare in meno di due settimane a una situazione di carico leggermente superiore al massimo previsto.

Quest'ultimo dovrà mantenersi costante per altre due settimane dopo le quali cominceremo l'allenamento per la stagione vera è propria, per un totale di **quattro** settimane (un mese).

Una buona alternanza di cicli in questo caso potrebbe essere:

- una settimana di passaggio da carico minimo a carico medio;
- una settimana di passaggio da carico medio a carico massimo;
- due settimane di carico massimo.

Fare un grafico degli allenamenti durante la **stagione** vera e propria penso sia un impresa disperata. Le varianti che entrano in gioco sono tantissime e, se nel periodo di pre-stagione non è molto consigliato svolgere una preparazione tecnica prediligendo invece l'aspetto fisico, l'alternanza di allenamenti tecnici, tattici e fisici durante la stagione diventa una parte essenziale.

Durante la stagione è preferibile suddividere i cicli non più in quattro settimane, ma in **tre**. Occorrerà inoltre valutare la maggiore o minore vicinanza tra allenamenti e gare importanti e non, e quindi decidere come agire in base al calendario delle competizioni.

Per rendere semplice la schematizzazione utilizzeremo solo due riferimenti: uno è l'allenamento lontano dalle gare, l'altro è quello in prossimità di un incontro importante. Quando siamo in periodi lontani dalle competizioni, un buon ciclo di allenamento potrebbe essere questo:

- una settimana di carico massimo: l'ottanta per cento dedicato alla preparazione atletica, il venti alla preparazione tecnico-tattica;

- una settimana di carico massimo: il cinquanta per cento dedicato alla preparazione atletica e l'altra metà destinato alla preparazione tecnico-tattica;

- una settimana di carico medio o leggero: il venti per cento riservato alla preparazione atletica e il cinquanta alla preparazione tecnico-tattica.

Non prendete queste percentuali come valori assoluti. Rappresentano in realtà il tempo da dedicare alla singola componente. In prossimità di un appuntamento fondamentale, invece, un buon piano potrebbe essere:

- una settimana di carico medio: il sessanta per cento dedicato alla preparazione atletica, il quaranta alla preparazione tecnico-tattica;

- una settimana di carico medio: il quaranta per cento dedicato alla preparazione atletica, il sessanta alla preparazione tecnico-tattica;

- una settimana di carico leggero: il venti per cento dedicato alla preparazione atletica, l'ottanta alla preparazione tecnico-tattica.

Bisogna notare la differenza dei tipi di carico e delle percentuali da dedicare ai tipi di preparazione. Consiglio di far riposare gli atleti per almeno un giorno intero prima della gara che dovranno affrontare: è un ottimo modo per recuperare energie e non stressarsi.

Non mi dilungherò a lungo sugli allenamenti tecnici e tattici, perché sono compiti che riguardano esclusivamente te. Esistono centinaia di discipline sportive, ognuna con le sue caratteristiche tecniche e tattiche, e sarebbe impossibile per qualsiasi essere umano arrivare a essere un sommo conoscitore dei segreti di ognuna di esse. Inoltre, siccome nel primo capitolo ho sottolineato l'importanza di avere una preparazione adeguata della disciplina che intendi allenare, capisci bene quanto questa parte sia un compito che è affidato solo ed esclusivamente a te.

SEGRETO n. 22: un buon piano d'allenamento è diviso in cicli settimanali di carico e scarico, e alterna le percentuali di allenamenti fisici, tecnici o tattici a seconda del periodo.

Ho ribadito più volte nel corso del libro quanto sia importante al giorno d'oggi riuscire a svolgere una **preparazione mentale** adeguata per poter ottenere migliori risultati dai nostri atleti. Poiché, dopo aver spiegato quali sono gli anelli della catena, credo risulti evidente l'importanza di non avere anelli deboli per non far spezzare la catena. E se non lavoriamo anche sulla preparazione mentale, come sarà possibile pretendere che il nostro atleta non abbia punti deboli?

Potremo allenarlo fisicamente in maniera eccelsa, facendolo arrivare alle gare al top della forma fisica, scattante, pronto, con la resistenza al punto giusto; potremo prepararlo tecnicamente al massimo delle nostre e delle sue possibilità e costruire tattiche perfette per affrontare qualunque avversario e mettere i nostri rivali nella condizione di non saperci fronteggiare... Ma come pensiamo di pretendere che il nostro atleta non spenga la lampadina del suo cervello, o non affronti la competizione carico di tensione per la paura di sbagliare, se non lavoriamo sulla sua mente?

Questo punto rappresenta per me una specie di rivincita personale, poiché in tutta la mia carriera sportiva non ho mai trovato un allenatore che riuscisse a sfruttare tecniche di PNL e neanche di semplice psicologia sportiva, per riuscire a motivarmi; anzi, sono sempre stati capaci di fare il contrario: mi hanno trasmesso più tensioni di quelle che già avevo, sono sempre riusciti a far viaggiare la mia autostima ai livelli di un lombrico.

Nonostante questo, mi sono tolto delle soddisfazioni, ma a volte ci ripenso e dico: chissà come sarebbe stato se qualcuno mi avesse dato i consigli che io ti darò nelle prossime pagine. È sempre più comune vedere nei vari sport atleti che durante le gare perdono letteralmente la testa, arrivando a commettere gesti scorretti e inutili, oppure a capovolgere e stravolgere totalmente il risultato finale di prestazioni partite molto bene.

Si vedono atleti che mollano quando il traguardo è ormai a un passo, nel momento in cui stanno per vincere la partita, e si fanno recuperare da chi non molla, da chi rimane aggrappato con le unghie e con i denti alla speranza che la mente di chi è davanti a noi stia tirando il freno a mano. E quando questo succede, l'autostima degli atleti subisce un colpo drastico e si instaurano tutta quella serie di meccanismi che intaccheranno per sempre, se non vengono corretti, le prestazioni future dei nostri giocatori. La componente mentale, quindi, risulta determinante e sempre più importante per il raggiungimento degli obiettivi. Riuscire a capire i concetti base su cui poggia la motivazione di un atleta rappresenta al giorno d'oggi una grande marcia in più per ottenere risultati.

Grandi nomi dello sport italiano come i calciatori Alessandro del Piero e Giuseppe Signori, ex motociclisti come Loris Reggiani, l'ex sciatore e attualmente campione di corsa sulle moto da neve Christian Ghedina, e anche grandi nomi dello sport internazionale, come il recordman olimpico nel nuoto Michael

Phelps, l'ex tennista André Agassi e l'ex cestista più forte al mondo, Michael Jordan, hanno deciso di affidare la loro preparazione atletica ai migliori motivatori al mondo, primo tra tutti Anthony Robbins.

Le tecniche di PNL per motivare gli atleti sono ormai riconosciute da molti anni in molti sport e in molte nazioni del mondo: negli Stati Uniti d'America, in Inghilterra, Germania, nei paesi dell'Est Europa, queste tecniche motivazionali sono ormai utilizzate con successo per ottenere risultati strabilianti in molte discipline. Tutto passa attraverso l'allenamento mentale! Con questo non voglio assolutamente dire che puoi permetterti di allenare solo la mente del tuo atleta, ci mancherebbe. Il training mentale non farà mai miracoli, se un atleta non allenerà il suo fisico e la sua tecnica. Se risultasse carente in questi due campi, potresti motivarlo il più possibile e forse otterresti risultati anche migliori di quelli di partenza, ma sarebbero sempre e comunque risultati scarsi o mediocri.

Una ricerca del 2003 della British Psycology Society ha dimostrato che l'allenamento mentale degli atleti può far migliorare le prestazioni di quest'ultimi addirittura fino al cinquanta per cento. Gli americani, ovviamente, esagerano, portando questa percentuale fino al novanta per cento. Sarà vero? Sarà falso? Non lo so, la cosa assolutamente vera però è che l'allenamento mentale è una costante che deve viaggiare parallela alla preparazione fisica, tecnica e tattica.

A tal proposito riporto la storia di un grande campione di calcio, Giuseppe Signori, che visse un periodo di crisi durante il passaggio dalla Lazio al Bologna. Il cambiamento d'ambiente influì così tanto sulle sue motivazioni da farlo sembrare per un lungo periodo un giocatore ormai finito: non riusciva più a segnare, giocava male, non c'era più con la testa. Lavorando con un motivatore eccellente, Beppe Signori riuscì a ritrovare la stima in se stesso, e ricominciò a segnare. Grazie a lui il Bologna riuscì ad arrivare al terzo posto in Coppa Uefa, una delle competizioni più importanti del calcio europeo, un risultato inaspettato per una squadra da cui nessuno pretendeva niente.

Lo stesso Beppe Signori ha riportato, in un libro, questa frase: «*Per essere un campione bisogna aver testa. Serve sicuramente l'allenamento, ma vale poco senza sapere come gestire emozionalmente i momenti decisivi».*

A cosa serve un allenamento fisico mirato, se poi i nostri atleti hanno paura oppure non si sentono pronti per affrontare la gara? Lavora sulla mente! Se la mente sta bene tutto riesce alla perfezione. La storia di Beppe Signori è la dimostrazione di come questo sia vero: non era possibile che Signori da un momento all'altro si fosse scordato come si giocava a calcio. Era la sua mente, in realtà, che non stava più bene, e si auto-sabotava: è bastato semplicemente farlo accedere un'altra volta alle sue sensazioni di sicurezza, a motivarlo con le leve giuste, per farlo tornare a essere il campione che è sempre stato. Quali sono i concetti base per un buon allenamento mentale? Al giorno d'oggi esso, soprattutto relativamente a sport ad alti livelli, influisce tantissimo sul rendimento degli atleti. Le tecniche d'allenamento fisico si equivalgono quasi per tutti, così come la loro preparazione, e quindi a pari preparazione fisica e tecnica quello che entra in gioco è come l'atleta affronta la competizione, quali sono le sue convinzioni e con quanta grinta, sicurezza e determinazione entra in campo.

Innanzi tutto vorrei partire da alcuni piccoli accorgimenti. Le basi per lavorare sulla mente devono soddisfare alcuni parametri che il tuo atleta, ma anche tu, dovete rispettare sempre. La buona riuscita di un allenamento mentale dipende da questi tre capisaldi:

- mantenere sempre la mente positiva;
- lavorare sul dialogo interno;
- sapere che la postura influisce sull'atteggiamento mentale.

Andiamo ad analizzarli uno per uno. Perché è necessario tenere sempre la mente a un livello quanto più positivo possibile? Essa è come il processore di un computer: analizza tutti i comandi che gli arrivano e li esegue alla perfezione. Tutto ciò che un atleta dirà alla sua mente verrà eseguito nei minimi particolari, ed è nostro compito sfruttare al meglio questa cosa. L'unico "bug" di questo processore chiamato mente è che, per uno strano errore di programmazione, come ho già detto nei capitoli precedenti, essa non riesce a filtrare la negazione. Per la nostra mente la parola "non" non esiste, e quindi ogni cosa che ci diciamo sotto forma di negazione viene interpretata dalla nostra mente come un comando a eseguire ciò che non vogliamo fare.

Se un atleta pensa: « Dai, sono a un passo dal traguardo, *non* devo assolutamente mollare» è come se stesse dando a se stesso il via libera per gettare la spugna. Se un tennista pensa: «È il match point: *non* devo sbagliare questo servizio», molto probabilmente sbaglierà il servizio.

La nostra mente non registra il "non" come comando, ed esegue sempre alla perfezione ciò che le viene detto senza soffermarsi sulle negazioni. È per questo che dobbiamo lavorare sul nostro atleta, affinché pensi sempre positivo. «Dai sono a un passo dal traguardo, non devo mollare» deve trasformarsi in «Devo tenere duro, perché manca poco». «Non devo sbagliare questo servizio» si trasformerà in «Devo riuscire a fare un servizio così perfetto da vincere la partita con un *ace*» (che nel tennis significa effettuare un servizio così perfetto da mettere l'avversario in condizione di non riuscire a prendere la palla). Capisci quindi come sia importante lavorare su questo aspetto della mente per riuscire ad affrontare la gara da un punto di vista diametralmente opposto.

L'atleta deve sempre sapere quello che vuole e non quello che non vuole. Questa è la regola principale del pensiero vincente in PNL, e quindi il principio più importante anche nello sport. Un altro punto importante su cui lavorare è il **dialogo interno** del nostro atleta, che comprende tutte quelle espressioni che danno comandi negativi alla mente, ma non solo.

Esso esprime non solo tutte quelle sensazioni di paura e di insicurezza che determinano il fallimento, ma permette, se sfruttato bene, di riuscire a eseguire gli esercizi in maniera perfetta. Focalizzare, infatti, il dialogo interno sulla realizzazione di un esercizio e sul movimento che il nostro atleta dovrà fare è importantissimo per effettuare un buon allenamento, anche fisico.

Per dimostrarti questo, ti propongo un esercizio. Alzati in piedi e comincia a camminare lentamente, per una decina di minuti, e cerca di focalizzare la tua attenzione sui movimenti degli arti. Prova a sentire tutte le contrazioni e i rilasciamenti muscolari che il tuo corpo fa durante l'esecuzione del passo: per questo è importante farlo lentamente, altrimenti ti risulterà difficile seguire tutte queste cose. Sentile dentro di te, riconosci il piede che appoggia e l'altro che spinge in avanti il tuo corpo. Senti il polpaccio che si contrae e come lavorano le gambe, le ginocchia, i talloni e le punte. Prova durante l'esercizio a importi di compiere il movimento in maniera più precisa possibile, pretendi la perfezione anche in un singolo passo.

Terminati i dieci minuti di camminata, ti sentirai distrutto! Sai perché? Perché focalizzare l'attenzione su un movimento, provare con la mente a sentirne ogni sua più piccola frazione e cercare di renderlo perfetto, attiva tutta una serie di micro-movimenti muscolari tali da aumentare tantissimo l'attività muscolare, anche durante lo svolgimento di un'azione apparentemente semplice come una banale camminata.

Il dialogo interiore è importantissimo, come hai ben capito, per migliorare le prestazioni del proprio atleta. È utile per affrontare le sue paure, per riuscire a potenziare le sue convinzioni come ho spiegato nel terzo capitolo. Aiuta l'atleta a credere nelle proprie potenzialità: è importante, infatti, motivarlo per farlo sentire un vincente.

L'atleta deve essere messo in condizione di sentirsi continuamente e costantemente un vincente: non deve avere paura di fallire, deve essere sempre sicuro che tutto andrà alla perfezione. L'allenamento costante è uno dei mezzi che possediamo per accrescere la sua autostima, giacché anche semplicemente dire: «Ti sei allenato benissimo, sei al massimo della tua forma, sarai perfetto, vedrai» è una fortissima spinta motivazionale. Un altro grande stimolo proviene, per alcuni atleti, dalla scaramanzia. Sembrerà strano e stupido, ma un giocatore qualche volta può arrivare ad associare a un gesto o a un oggetto, la sua sensazione di sicurezza. Siamo nel campo della motivazione sportiva, tutto è lecito, e quindi se possiamo sfruttare una convinzione potenziante come quella proveniente da un gesto scaramantico, ben venga.

Per farvi alcuni esempi, sembra che Valentino Rossi, il grande motociclista, porti sempre con sé un pupazzetto di una tartaruga Ninja come portafortuna. Aldo Montano, mio amico e campione olimpico di sciabola maschile ad Atene 2004, la sera prima delle gare importanti guarda sempre il film *Il Gladiatore* per darsi la carica. Giuseppe Bergomi, storico capitano dell'Inter, si sentiva più sicuro se non si faceva la barba per due giorni prima della partita, mentre la campionessa di tennis Serena Williams crede che far rimbalzare la pallina cinque volte prima del servizio sia un buon auspicio per dare il meglio di sé.

Sono cose che ad altri sportivi di sicuro non servirebbero a niente, ma se un atleta ha un gesto scaramantico, possiamo sempre sfruttarlo per dargli una grossa motivazione: «Hai pure il tuo portafortuna con te, sei fortissimo e grazie a quello vincerai!» Il dialogo interno aiuta a essere più concentrati. Permette, infatti, all'atleta di sfruttare le migliori tecniche di PNL per rilassarsi e per concentrarsi. Esistono molti strumenti che la PNL offre per lavorare sullo status mentale, e presto te ne parlerò.

Prima, però, termino con l'ultimo punto, che rappresenta una delle basi su cui, secondo molti motivatori sportivi, poggia l'allenamento mentale: la **postura**. La postura è l'espressione esterna dell'atteggiamento mentale, e rappresenta un valido aiuto dal punto di vista fisiologico per permettere all'atleta di entrare in campo con la giusta percezione delle cose e la perfetta concentrazione. Ti sembrerà impossibile, ma è così.

Gli studi della PNL sull'eccellenza umana nello sport hanno evidenziato come la postura influisse sul risultato finale di un match. L'atleta che entra in campo con una determinata postura si pone già in un atteggiamento che, secondo me, a livello istintivo incute timore all'avversario.

Una postura potenziante non potrà far altro che dare un'impressione poco confortante al nostro rivale, gli farà sentire la sicurezza di chi entra in campo e sta per dare il massimo. Con una postura potenziante l'atleta entra nel terreno di gioco con la schiena bella dritta, il petto verso il cielo, gli occhi fissi sul campo e sul suo obiettivo (fare goal, colpire l'avversario, fare canestro ecc.), che pongono la mente in una situazione di massima concentrazione, da cui derivano la sicurezza e la determinazione di riuscire a dare il meglio di sé.

Anthony Robbins dice che il segreto per un buon risultato sta tutto in due millimetri, sono quei due millimetri che diamo ai nostri polmoni quando proviamo a gonfiare un po' il petto e ad avvicinarlo al cielo. Sembrano pochi, ma due millimetri in più di estensione polmonare permettono al nostro organismo, da un punto di vista fisiologico, di ricevere più ossigeno.

Un cervello che riceve più ossigeno è sicuramente più pronto all'azione, e nel caso di uno sportivo, più si ossigenano i muscoli e più essi potranno sfruttare al massimo le risorse energetiche. Questa non è PNL, è elementare fisiologia del corpo umano. Viceversa, un atleta che entra in campo con le spalle basse, lo sguardo poco concentrato, il petto sgonfio, cosa ottiene? Ottiene innanzi tutto meno ossigeno al cervello e ai muscoli, quindi minore concentrazione e risposta muscolare. In secondo luogo, la sua sicurezza e la sua determinazione verranno sicuramente meno, e al primo errore sarà più propenso a mollare. Aggiungiamo a questo il fatto che il suo avversario avvertirà questa insicurezza a livello puramente istintivo, e capirete dunque che non solo una postura sbagliata peggiora le prestazioni del nostro atleta, ma fa capire all'avversario che chi ha davanti ha paura di perdere.

A tal proposito, prendo l'esempio di una nota squadra di Rugby, gli All Blacks della squadra nazionale della Nuova Zelanda, un autentico mito dello sport. Questa squadra di colossi ha l'usanza di effettuare una danza tribale neozelandese prima dell'inizio di ogni partita: la *Haka*. Vedere la Haka, anche solo in un filmato, incute un timore che ha davvero dell'incredibile.

Questi giocatori urlano comandi tribali fortissimi, che sembrano quasi tamburi da battaglia, unendo alle urla dei gesti che, uniti alla loro mole fisica, li fanno sembrare ancora più grossi e cattivi. Ora, non oso immaginare quali sensazioni di timore possa provare un atleta della squadra avversaria quando tutte queste urla e questi gesti della squadra avversaria, giungono ai suoi occhi e alle sue orecchie. Credo che un atleta non allenato mentalmente alla cosa possa cadere in preda al terrore più puro.

La postura quindi è importantissima. Nella stragrande maggioranza dei casi l'atteggiamento con cui l'atleta entra in campo è uno dei fattori determinanti per la sua vittoria o la sua sconfitta. Per questo un allenamento mentale dovrebbe sempre essere accompagnato all'allenamento fisico, per preparare l'atleta ad affrontare ogni competizione o allenamento al meglio, sicuro di sé, determinato a vincere e sicuramente senza paura.

Questo però non significa che allenamento mentale e fisico debbano essere divisi, né tanto meno contrastanti. Devono integrarsi l'uno con l'altro: quello che vogliamo è il bene del nostro atleta, e non è nel suo bene (e nel nostro) instaurare conflitti nella sua mente.

SEGRETO n. 23: l'allenamento mentale è determinato nella sua riuscita da tre varianti di base: la mentalità positiva, il dialogo interno e la postura con cui si entra in campo.

Quali sono i mezzi che ci mette a disposizione la PNL per riuscire nell'intento di svolgere un allenamento mentale ideale, e per adattarlo al meglio alle esigenze del nostro atleta? Questi necessita di essere costantemente motivato, per poter rafforzare le sue convinzioni. Ciò che un giocatore immagina, succederà, è il ciclo del successo, in cui più convinzioni portano più risultati, siano essi ottimi o pessimi; se l'atleta pensa di aver ragione su una cosa, alla fine avrà sempre ragione, nel bene o nel male!

Il nostro ruolo di coach è quello di riuscire a motivare al meglio il nostro atleta, di fornirgli un'ottima base di allenamento fisico, tecnico e tattico senza mai trascurare la componente mentale. Motivare il giocatore permette a noi coach di rendere aperta la mente del nostro allievo, di permettergli di vedere le cose da altri punti di vista e di definire nei minimi particolari gli obiettivi.

Affrontare mentalmente lo sport è come fronteggiare la vita: se il tuo atleta sa quello che vuole, se ha le giuste convinzioni e se tu sai gestire le risorse mentali che possiede ma non sa come utilizzare, e se unisci tutto questo a un buon allenamento fisico, potrai ottenere grandi soddisfazioni.

Esistono tanti metodi per riuscire a motivare il nostro atleta, e tutti rappresentano i capisaldi della programmazione neurolinguistica che vennero studiati a partire da trent'anni fa dai fondatori di questa disciplina: Richard Bandler e John Grinder. Studiando a lungo la mente di persone eccellenti, riuscirono a formulare concetti applicabili su chiunque, estremamente pratici, e che funzionano per definizione. Gli strumenti con cui potrai affrontare al meglio la preparazione mentale del tuo atleta sono:

- la visualizzazione;

- l'ancoraggio;
- la focalizzazione;
- il riscaldamento mentale;
- la gestione degli stati d'animo.

In questo capitolo parleremo solo dei primi tre punti, perché ritengo il riscaldamento mentale e la gestione degli stati d'animo una prerogativa della sfera emozionale propria del momento della competizione, e quindi ne parleremo nel prossimo capitolo, che riguarda, appunto, la gara e tutti i suoi aspetti.

La **visualizzazione** è uno strumento eccellente per cominciare l'allenamento mentale. Ricordiamoci sempre che il nostro cervello non è capace di distinguere una cosa vividamente immaginata dalla realtà. Questa regola è dimostrata dal fatto che, se ti chiedo di pensare a un momento in cui hai provato ansia, tu arriverai a provare quelle sensazioni, anche se in realtà non stai vivendo quell'esperienza e sei seduto su una sedia a leggere un libro.

Prova a pensare, ad esempio, al giorno in cui hai fatto un esame che è andato male, in cui eri nervosissimo, rifletti su tutti i particolari: l'aula d'esame, l'aspetto del professore, i rumori, le sensazioni che provavi. Non ti senti un po' male? Sai perché ciò accade? Perché la nostra mente non riesce a distinguere un'immagine vividamente immaginata dalla realtà.

Attraverso la visualizzazione è possibile accedere ai comportamenti potenzianti dell'atleta: analizzando i casi in cui ha avuto successo, potrete comprendere i meccanismi che lo determinano e replicare prestazioni ottime. Per ottenere una risorsa potenziante basterà far immedesimare il tuo allievo in un momento preciso in cui ha sentito di averla, basterà fargliela immaginare e recuperare, per poterla ri-acquisire. Ugualmente, potremo sfruttare questi ricordi per lavorare sulle modalità con cui essi si presentano nella nostra mente, modificare ogni singola "sottomodalità", trasformando un ricordo limitante e negativo in un altro potenziante e positivo.

Cosa sono le modalità e le sottomodalità? Le modalità sono le caratteristiche che noi creiamo durante la visualizzazione di un episodio. Ognuno di noi tende a creare immagini, a sentire suoni e a percepire sensazioni. C'è chi tende maggiormente verso sensazioni di tipo visivo, c'è chi invece prova maggiormente sensazioni di tipo auditivo, mentre coloro che sono rivolti maggiormente verso sensazioni riguardanti le sfere emotiva e sensitiva sono classificati come persone cinestesiche.

Le sottomodalità sono i particolari riguardanti le singole modalità. Per esempio, le sottomodalità visive sono i colori chiari/scuri e le disposizioni degli oggetti verticali/orizzontali; le sottomodalità auditive sono i rumori assordanti/lievi oppure veloci/lenti, e le sottomodalità cinestesiche potrebbero essere liscio/ruvido oppure piacevole/snervante. Va da sé che queste tre modalità non sono mai separate tra loro: sono sempre presenti in una visualizzazione, anche se in percentuali diverse, che variano da persona a persona. Modificare le sottomodalità può mutare totalmente la percezione delle cose.

Pensa se un film d'amore, con le sue scene luminose, le musiche belle e romantiche, venisse improvvisamente dipinto con colori tristi e bui, se la colonna sonora fosse modificata con note basse e tetre: sarebbe ancora così romantico? La trasformazione delle sottomodalità è un buon modo per allontanare dai nostri atleti le sensazioni di insicurezza e di paura nate da un episodio che le ha generate.

Questa strategia mi è stata suggerita dalla mia ragazza e la ritengo un ottimo modo per liberare gli atleti da paure, insicurezze e ricordi del passato. Durante il mio percorso universitario ho vissuto un periodo difficile a causa di un esame molto impegnativo, che non sono riuscito a passare per ben tre volte. Questa esperienza mi ha toccato così tanto da generare ansia e nervosismo ogni volta che ci ripensavo. La mia ragazza, che si interessa come me di PNL, un giorno mi ha fatto fare un giochino: mi ha fatto immaginare vividamente la scena dell'esame, aiutandomi a accedere nuovamente alle mie sensazioni visive (l'aula, il banco, l'immagine del professore ecc.), auditive (la voce del professore, il rumore di fondo, la mia voce) e cinestesiche (l'ansia, il nervosismo, la tensione).

Solo immaginando questo esame, a distanza di tre anni, ho sentito un peso sullo stomaco che solo chi l'ha provato sa di cosa sto parlando. Mi ha fatto analizzare bene ogni sensazione, tornando a pensare ai colori spenti e brutti di quell'aula d'esame, al suono della mia voce insicura, e alla sensazione di frustrazione che nasceva dopo che il professore aveva pronunciato le fatidiche parole: «Il suo esame è insufficiente. Ritorni la prossima volta, per piacere.»

Dopo avermi messo in una situazione emotiva veramente pessima, scaturita dall'accedere di nuovo a quelle sensazioni brutte del passato, mi ha chiesto di apportare alcuni cambiamenti all'immagine. Prima di tutto mi ha invitato a "uscire dal mio corpo" e a visualizzarmi come se stessi guardando un film. Già in quel modo, effettuando quella che in PNL si chiama *dissociazione*, la tensione emotiva s'è scaricata parecchio. Poi mi ha chiesto di far diventare i colori belli e brillanti, di aggiungere una musichetta carina di sottofondo. Ha modificato, quindi, le mie percezioni visive e auditive del ricordo, e poi ha cambiato maggiormente quelle cinestesiche, sollecitandomi a incorniciare l'immagine come una bella fotografia. A quel punto tutta la tensione è stata ridotta quasi al minimo.

Infine, ha effettuato quella che è definita la tecnica del *rilascio*, intimandomi di allontanare sempre di più l'immagine nella mia testa, fino a farla diventare un puntino piccolo piccolo all'orizzonte. Per eliminarla del tutto, mi ha chiesto di "premere un bottone", come quando si spegne la televisione.

Le sensazioni brutte sono sparite, e non solo: dopo un'ora mi ha richiesto di pensare di nuovo all'esame, di provare a ricordare di nuovo quel momento. Sapete cos'è successo? Non ero più nervoso. Esistono tanti modi per effettuare il rilascio: mettere la sensazione su un razzo e farlo partire in cielo, schiacciarlo con un martello. Il concetto di base è sempre quello: farlo diventare piccolino e poi eliminarlo.

SEGRETO n. 24: la visualizzazione delle sottomodalità visive, auditive e cinestesiche può essere modificata per allontanare le sensazioni negative, nate dalle esperienze che generano convinzioni limitanti, attraverso le tecniche della PNL chiamate Dissociazione e Rilascio.

Un altro importante strumento che ci offre la programmazione neurolinguistica è quello dell'**ancoraggio**. È una tecnica molto utile quando vogliamo condizionare un soggetto ad accedere a sensazioni potenzianti a piacimento.

Questa particolare caratteristica della mente venne studiata da uno scienziato russo, Ivan Petrovič Pavlov, che agli inizi del Novecento effettuò degli studi sui cani per scoprirne i riflessi condizionati. Associando per un certo periodo di tempo il suono di un campanello alla distribuzione di cibo, riuscì a scoprire che i cani venivano condizionati dal suono al punto da cominciare a produrre saliva ogni qual volta suonava il campanello, attivando cioè quei meccanismi neurologici che indicavano ai cani l'ora di pranzo. Anche per il nostro cervello funziona così, e la PNL ha chiamato questo fenomeno col nome di ancoraggio. Se vuoi sfruttarlo per ancorare una sensazione di sicurezza del tuo atleta a un gesto ben preciso, la procedura è la seguente: fai in modo che il tuo allievo richiami alla mente una sensazione di sicurezza molto forte, magari vissuta in un momento particolare della sua vita, quando si sentiva molto sicuro di sé. Poi fai in modo da ancorarla a un gesto preciso.

L'ancoraggio potrebbe sembrare semplice, ma in realtà non lo è.

Ha bisogno di molta pratica per poter essere effettuato al meglio, perché lo stimolo deve essere allo stesso tempo elementare e specifico: non può essere uno stimolo banale, come la stretta di un pugno, perché altrimenti sarebbe associato a troppe situazioni in cui prevalgono sensazioni diverse che creerebbero confusione, e soprattutto deve essere sempre uguale quando viene ripetuto, poiché altrimenti la mente non riconoscerà l'ancoraggio.

Ovviamente questo strumento potrà essere utilizzato per qualsiasi sensazione che tu vorrai ancorare a un determinato gesto: tenacia, grinta, sicurezza, e tutte le sensazioni che servono al tuo atleta per avere un atteggiamento mentale vincente. Per riassumere, l'ancoraggio è il mezzo attraverso il quale possiamo far accedere l'atleta a una sensazione potenziante ogni volta che ripeterà un gesto preciso e specifico. Tuttavia, per ottenere risultati ci vuole sempre una spinta che ti invogli ad agire.

MOTIV-AZIONE

È più facile capire perché si chiama così, se divido la parola in questo modo: la motivazione è un'azione che viene fatta con un motivo ben preciso. Dare una ragione per agire al nostro atleta lo aiuterà a **focalizzare** ciò che vuole, e quindi sarà più facile riuscire a raggiungere risultati.

La giusta strategia, unita a una buona pianificazione, insieme a un motivo che spinga l'atleta ad agire, può portare solo al raggiungimento dell'obiettivo. Ricordiamoci che il fulcro di tutto è il linguaggio, e solo parlando con il tuo atleta riuscirai a ottenere le informazioni che ti permetteranno di analizzare ciò che sta provando e agire di conseguenza. Ricordati che lavorare sulle **convinzioni** è il punto di partenza per rendere il tuo atleta una persona dalla mentalità vincente. Se non ti ricordi quali tecniche di PNL sono state suggerite a riguardo, potrai comunque rileggerti il terzo capitolo ogni volta che vorrai.

La motivazione e il potenziamento delle convinzioni rendono il nostro atleta più sicuro di sé, miglioreranno automaticamente il suo rendimento, le sue risorse aumenteranno ed entrerà in circolo quel *ciclo del successo* di cui tanto abbiamo parlato.

Gestire le risorse che ci offre la PNL è un ottimo modo per potenziare la motivazione del nostro atleta. Dobbiamo ricordarci che si parla di sport, che quando si entra in campo, si sale in pedana, si comincia a correre, inizia la guerra. Nei limiti della correttezza e del rispetto delle regole, dobbiamo fare tutto quello che è in nostro possesso per poter vincere. Sfruttare tutti i mezzi che permettono al nostro atleta di avere una spinta in più sul piano mentale è quindi un ottimo motivo per avvicinarsi alla programmazione neurolinguistica.

La conclusione del capitolo è dedicata a una sfera della professione dei coach sportivi che, purtroppo, non può essere prevista razionalmente. La **gestione degli infortuni** è un aspetto importante per qualunque disciplina sportiva, e un buon coach non deve sapere quali procedure mettere in atto in seguito a un infortunio, e quali processi mentali possono instaurarsi nelle menti dei nostri atleti.

Un incidente grave rappresenta, sia a livello fisico che mentale, un grosso trauma per l'atleta che lo subisce, ed è compito dell'allenatore impedire che questo trauma lo condizioni nelle prestazioni future.

Innanzi tutto, torniamo alla nostra catena dai tre anelli. Solo uno di questi anelli non è condizionato da un infortunio, e cioè le conoscenze tecniche e tattiche: su queste basterà lavorarci poco, per farle tornare subito ai massimi livelli.

Tuttavia un infortunio grave minerà sicuramente la situazione fisica e mentale del nostro atleta. Infatti, più sarà lungo il periodo di terapia e di riabilitazione, più il nostro atleta perderà la sua preparazione fisica; mentre dal punto di vista psicologico un incidente potrebbe intaccare la sicurezza e la determinazione in maniera più o meno grave a seconda del soggetto.

Sarebbe importante per questo cercare di prevenire un infortunio in allenamento, mediante la formulazione di un buon piano, il rispetto dei cicli di carico e di scarico, e la valutazione dei giusti periodi di riposo e di recupero. Però rimarrà sempre quella percentuale di possibilità di farsi male in qualsiasi momento, soprattutto in quelle discipline dove c'è un contatto fisico continuo come la boxe, il calcio, il rugby, le arti marziali, e tanti altri.

Un nuovo inizio di preparazione atletica del nostro allievo a seguito di un infortunio deve essere programmato con le giuste precauzioni, e bisognerebbe comportarsi come nella situazione di pre-stagione, in cui l'allenamento sale fino a raggiungere un plateau di carico. In questo caso si dovrebbero considerare, però, tempi leggermente più lunghi e carichi di livello medio e mai di livello troppo stressante, poiché si tratterebbe di un organismo reduce da un trauma.

Per quanto riguarda il lato mentale, possiamo anche qua prevenire un'eventuale caduta in picchiata dell'autostima del nostro atleta lavorando fin da subito su di essa e stimolandolo. Un giocatore motivato non vedrà l'infortunio come un fallimento, ma come un nuovo punto da cui partire per risorgere ancora più forte e sicuro di sé.

Nel caso, molto probabile, in cui l'infortunio vada a influenzare autostima, sicurezza e convinzioni dell'atleta, abbiamo la possibilità ancora una volta di chiedere aiuto alla programmazione neurolinguistica per facilitarci il compito. Fai capire al tuo atleta che nessuno al di fuori di lui può cambiare quello che prova dentro, perché sono le sue decisioni e non le condizioni della vita a determinare il suo destino.

Potrà anche essersi infortunato, ma stare con la testa ancorata al passato non lo farà uscire dalla paura che prova, anzi, la peggiorerà e basta. Ricordagli sempre che la sua vita cambia nel momento in cui decide di abbandonare i suoi limiti, e sarà sufficiente la sola forza di volontà per ottenere il vero mutamento.

Fallo concentrare sui suoi obiettivi e aiutalo a rintracciare nella sua mente la rappresentazione visiva, auditiva e sensoriale della persona che era e che dovrà tornare a essere. Comunicagli la sicurezza, la fiducia, la passione che non sono mai sparite in lui nonostante l'infortunio, fallo sentire felice di poter di nuovo tornare ad allenarsi e a fare le sue gare.

Sii tu il primo a infondere sicurezza: usa parole fiduciose, profonde, sii sempre positivo e fagli capire che tutto andrà bene. La vita presenta delle sfide, e l'unico modo per uscirne vincenti è affrontarle con la sicurezza di riuscire, con la fiducia in se stessi. Fallo concentrare sulle sue sensazioni di sicurezza del passato, crea ancoraggi e sfrutta la tecnica del *rilascio* per allontanare i ricordi limitanti che affliggono la sua mente.

Non smettere mai di credere in lui: i fallimenti non esistono, sono solo esperienze che la vita ci fa vivere per poterne uscire certi di essere cresciuti e sicuri che gli errori non saranno ripetuti più.

SEGRETO n. 25: per allontanare l'atleta dalle sensazioni di insicurezza scaturite dal trauma dell'infortunio puoi fare appello alla motivazione e agli strumenti di ancoraggio e di rilascio studiati dalla PNL.

Ricordati che dovrai sempre agire con flessibilità. È giusto avere un obiettivo a cui aspirare, ma troppa rigidità rovina ogni piano. Bisogna sapersi adattare, sempre, avere la mente aperta a ogni nuova informazione che potrà tornare utile quando meno ce l'aspettiamo.

L'ultima grande fatica che ci rimane da affrontare è andare in gara! Facciamoci coraggio, prendi la mia mano, sfoglia un paio di pagine e sarai finalmente proiettato nel momento decisivo. Andiamo!

RIEPILOGO DEL GIORNO 5:

- SEGRETO n. 21: un atleta è come una catena di tre anelli, in cui preparazione fisica, tecnica, tattica e mentale si intrecciano. Basta che uno di questi tre anelli sia debole, e la catena si può spezzare.

- SEGRETO n. 22: un buon piano d'allenamento è diviso in cicli settimanali di carico e scarico, e alterna le percentuali di allenamenti fisici, tecnici o tattici a seconda del periodo.

- SEGRETO n. 23: l'allenamento mentale è determinato nella sua riuscita da tre varianti di base: la mentalità positiva, il dialogo interno e la postura con cui si entra in campo.

- SEGRETO n. 24: la visualizzazione delle sottomodalità visive, auditive e cinestesiche può essere modificata per allontanare le sensazioni negative, nate dalle convinzioni limitanti, attraverso le tecniche della PNL chiamate Dissociazione e Rilascio.

- SEGRETO n. 25: per allontanare l'atleta dalle sensazioni di insicurezza scaturite dal trauma dell'infortunio puoi fare appello alla motivazione e agli strumenti di ancoraggio e di rilascio studiati dalla PNL.

GIORNO 6:
Affrontare la gara al top della forma

Eccoci giunti così al punto clou del nostro percorso: la competizione, la gara, la partita, il match. Chiamatelo come vi pare, ma resta comunque l'evento a cui noi ci prepariamo per una stagione intera, e di conseguenza va trattato con tutto il riguardo del caso. La competizione rappresenta il significato vero e proprio dello sport; d'altronde, questo messaggio non è di certo nuovo, ma ci è stato trasmesso sin dall'antichità, da quando i greci crearono per la prima volta i grandi giochi olimpici.

Non sono assolutamente d'accordo con ciò che diceva Pierre De Coubertin, il fondatore dei moderni giochi olimpici. A lui si deve la famosa frase: «L'importante non è vincere, ma partecipare». Io, sinceramente, dopo aver scritto tutte queste pagine, voglio che voi cancelliate questa frase dalla vostra testa e la rimpiazziate con un'altra, che è sicuramente più corretta e di gran lunga più motivante:

«L'importante non è vincere, ma partecipare alla gara dando il massimo che ci è concesso dare».

Questa, secondo me, è la giusta filosofia con cui affrontare una competizione, sia essa una partita di calcio, di rugby, di basket, o un incontro di karate, scherma, boxe, una corsa a ostacoli o anche una semplicissima partita a carte. Dobbiamo abituare per prima cosa i nostri atleti a questo, ovvero provare a dare sempre il meglio di sé.

Se un atleta è in grado di portare a termine una prestazione pur essendo all'ottanta per cento delle sue potenzialità, deve comunque provare a dare tutto il possibile. Se è al cento per cento, deve dare il massimo, così come se fosse al trenta per cento dovrebbe lottare per giocarsi la sfida con tutti i mezzi che quella percentuale di forma fisica o mentale gli concede. Questo è l'atteggiamento giusto: un vincente non è colui che partecipa semplicemente alla gara, ma è colui che prova a dare tutto, a non mollare mai, a non terminare la competizione con il rimorso di aver potuto fare qualcosa di più. Vi sembra uguale al semplice partecipare? A me no.

Tuttavia, anche se il messaggio principale che secondo me andrebbe trasmesso ad ogni atleta è quello che ho espresso poche righe fa, io ritengo che ci siano tanti piccoli accorgimenti di cui tenere sempre conto. Una vittoria spesso si fonda su piccoli dettagli, e noi possiamo trovare nella PNL e nel modellamento dei grandi geni i mezzi e i trucchi che ci permettono di sfruttare al meglio le nostre capacità e quelle dei nostri atleti.

Partendo sempre dal presupposto che i nostri atleti siano arrivati all'appuntamento con una preparazione atletica eccellente, dobbiamo capire adesso come prepararli al meglio per affrontare la gara con la giusta mentalità e sicurezza. Innanzi tutto ricordiamoci dell'importanza che riveste il **riscaldamento fisico**.

Faccio riferimento a quell'attività blanda che prepara l'atleta ad affrontare al cento per cento la competizione. Dal punto di vista fisico esso si traduce in una serie d'azioni atte a elevare la temperatura corporea di pochi gradi, in modo da predisporre i muscoli a un miglior funzionamento. Ricordiamoci sempre che i muscoli lavorano meglio se la loro temperatura si alza, sono un po' come il motore di un treno a vapore, le cui prestazioni dipendono dalla temperatura della fornace. Più è calda e più il treno riesce ad andar veloce, e così i muscoli.

Dobbiamo sempre tenere conto, però, che il riscaldamento è un'attività moderata. Il suo scopo non deve essere mai quello di affaticare l'atleta, ma solo quello di poter "riscaldare" i suoi muscoli e renderli quindi pronti a eseguire tutti i movimenti che l'attività fisica comporta. Poter affrontare la gara con un riscaldamento corretto crea nell'atleta quella sensazione di prontezza fisica che invece non ha chi parte senza un buon riscaldamento.

È un po' come se noi decidessimo di percorrere una strada di montagna innevata senza le catene: forse ci riusciremmo, ma dovremmo andare più piano e potremmo anche rischiare di fare danni. La stessa cosa vale per il nostro atleta: la gara è come una strada innevata. Vogliamo che cammini sulla strada con le catene... o senza? Ma come far riscaldare l'atleta? Come l'allenamento, è necessario che anche il riscaldamento abbia un andamento variabile, in durata e intensità, sia da individuo a individuo, sia, nel singolo atleta, nel corso di tutta la carriera.

Questo perché non tutti sono uguali e l'organismo di ciascun giocatore con il passare degli anni subisce dei cambiamenti metabolici e fisiologici dovuti all'età, che lo porteranno a essere sempre un po' più "lento" nell'attivare i suoi muscoli.

Inoltre bisogna sempre valutare esperienza e bravura del giocatore: è giusto, infatti, fare in modo che un atleta esperto e con un'ampia conoscenza tecnica possa riscaldarsi al meglio in tutti i movimenti che eseguirà (o quasi tutti), al fine di riuscire a riscaldare i muscoli che userà e di ripassare mentalmente i movimenti già prima della gara.

Stesso discorso vale per gli atleti avanti con gli anni. Un riscaldamento più lungo, ovviamente senza troppi sforzi, li metterà in condizione di poter sviluppare al meglio il loro potenziale e ottenere la massima resa dai propri muscoli, senza rischiare, sia prima che durante la competizione, di andare incontro a traumi muscolari comuni come stiramenti o, nel peggiore dei casi, strappi.

SEGRETO n. 26: per affrontare la gara il riscaldamento

fisico è strettamente necessario, perché non solo rende il fisico pronto allo sforzo, ma dà anche sicurezze all'atleta.

Ribadita ancora una volta l'importanza fondamentale della componente fisica e la sua imprescindibilità, non ci resta che carpire i segreti della PNL applicati allo sport e utilizzarli al meglio per far sì che i nostri atleti affrontino la competizione con la giusta motivazione.

Ancora una volta la motivazione gioca un ruolo principe nei risultati che un atleta ottiene e otterrà, dato che saranno gli stessi esiti positivi a innescare tutti quei meccanismi del ciclo del successo che porteranno il nostro allievo ad avere o meno ulteriori risultati, a sviluppare convinzioni che nel futuro ne limiteranno o potenzieranno le prestazioni. Cos'è il **riscaldamento mentale**, quindi? Esso consiste in una serie di tecniche per poter preparare e motivare il nostro atleta a dare il meglio di sé in gara; tecniche che sono di facile comprensione e utilizzo. Lo avevamo già anticipato nel capitolo precedente, però ho ritenuto che fosse giusto parlarne in questo capitolo dedicato appunto alle competizioni.

La base del riscaldamento mentale consiste nell'abilità che ognuno di noi ha di visualizzare, o creare immagini. Vi ricordo come la mente umana sia capace di visualizzare, secondo la PNL, su tre diversi livelli, chiamati modalità visive, auditive e cinestesiche. Anche se quella visiva è la più rappresentata, la visualizzazione nitida degli eventi in tutte e tre le modalità è un ottimo strumento da adottare per far riscaldare i nostri atleti.

D'altronde il cervello umano non riesce a distinguere un'immagine vividamente immaginata dalla realtà, e noi possiamo sfruttarlo per preparare al meglio il nostro atleta ad affrontare la gara. Tuttavia può succedere, qualche volta, che l'atleta, preso dalla tensione, non riesca a concentrarsi per visualizzare.

Il mio consiglio per aiutarlo è questo: dopo esserti messo di fronte a lui, fallo guardare in alto a sinistra, dove avrai messo la tua mano destra. Essa dovrà muoversi come l'ala di una farfalla e, mentre farai questo, gli chiederai di visualizzare una farfalla. Sicuramente ci riuscirà, perché avrà un esempio visivo da sviluppare. Di solito la visualizzazione avviene, per chiunque, attraverso lo scorrimento di varie immagini davanti agli occhi, ma non sempre questo si rivela sufficiente o necessario.

È vero che spesso, ad esempio, nelle gare di sci vengono inquadrati gli atleti che, a occhi chiusi, fanno una specie di serpentina con le mani, seguendone i movimenti col corpo: in quel momento stanno facendo riscaldamento mentale. Essi visualizzano se stessi durante la gara, simulando nella propria testa le curve che dovranno affrontare, la pendenza della pista, e cercano di sentire con tutto il corpo e nei minimi dettagli i movimenti muscolari che faranno.

Come detto prima, però, non sempre la sola visualizzazione di immagini si rivela efficace per il riscaldamento mentale. In altri sport, infatti, sarà anche utile una visualizzazione riguardante le modalità auditive e cinestesiche. Prendiamo come esempio gli atleti impegnati nelle corse, dove i tempi di reazione al "via" sono fondamentali. Un centometrista non può permettersi di perdere nemmeno pochi centesimi di secondo in partenza, perché quel brevissimo tempo potrebbe determinare la sua vittoria o quella dei suoi avversari.

In quest'ottica, visualizzare il suono dello sparo, sentirlo, e la propria partenza può essere un ottimo riscaldamento mentale per poter giungere ai blocchi di partenza con i sensi abbastanza reattivi da riuscire a non perdere neanche un attimo dopo lo sparo che dà il via.

Stesso discorso potrebbe valere per sport come il tennis e lo squash, dove il giocatore riesce a capire se la palla è stata colpita correttamente soltanto sentendo il suono che produce l'impatto con la racchetta.

Un buon riscaldamento mentale mediante una visualizzazione in modalità cinestesica può servire invece in sport dove si utilizzano strumenti, come il golf o il baseball, per i quali può essere utile sentire la sensazione di una buona impugnatura della mazza, o come il nuoto, dove è essenziale essere a proprio agio con l'acqua, che scorre ai lati del corpo, o come nei tuffi, dove è importante immaginare al meglio i movimenti con cui i piedi toccano il trampolino o la piattaforma, per arrivare a eseguire il tuffo con la massima coordinazione e quindi alla perfezione. Un riscaldamento mentale si rivela effettivamente utile quando l'atleta riesce a visualizzarsi con più particolari possibili, siano essi visivi, auditivi o cinestesici, ma non solo!

La grande utilità del riscaldamento mentale è che possiamo utilizzarlo a nostro favore anche per generare sensazioni potenzianti nel nostro atleta. Ad esempio, ricordarsi l'odore del campo da calcio su cui un calciatore ha ottenuto una grande vittoria potrebbe rievocare in lui sensazioni tali da motivarlo; assaporare il dolce gusto della vittoria, sentire il tifo che esplode non appena ha segnato il punto decisivo sono tutti piccoli trucchetti che pongono il nostro atleta in uno stato d'animo favorevole già in partenza.

Il riscaldamento mentale servirà anche all'atleta per affrontare le difficoltà che potrebbe incontrare durante la competizione. Non servirà certo a cancellarle, ovvio, esse ci sono e ci saranno sempre; esiste però una grande differenza tra affrontare le difficoltà completamente spiazzati ed esserne consapevoli a tal punto da poterle fronteggiare con la giusta motivazione. Inoltre, secondo Ted Garrett, autore del libro *PNL e Sport*, che rappresenta una delle colonne portanti della letteratura della PNL sulla motivazione sportiva, più l'atleta è esperto e maggiore sarà il beneficio che si otterrà dal riscaldamento mentale. Questo è possibile, secondo Garrett, perché uno sportivo di alto livello ha affrontato una serie di esperienze e una preparazione fisica superiore a chi, magari, non è ancora affermato, ed è riuscito a imparare anche nuove tecniche a scapito di vecchie abitudini.

Visualizzare cose di cui si ha molta esperienza mette lo sportivo esperto nella condizione di poter accedere in maniera più mirata a sensazioni come sicurezza, tenacia, forza d'animo, che sicuramente ha già vissuto in altri momenti della sua carriera e delle quali ora può usufruire a suo piacimento per poter rievocare in lui i giusti stimoli.

SEGRETO n. 27: il riscaldamento mentale consiste nella visualizzazione dei movimenti richiesti all'atleta nella gara, nel rievocare sensazioni potenzianti e preparare l'atleta ad affrontare le difficoltà della gara.

Oltre al riscaldamento mentale, compito di un bravo coach è quello di insegnare ai propri atleti a **gestire le emozioni**. Il controllo della sfera emozionale si rivela di grande utilità ogni qual volta l'atleta affronta una competizione che, per forza di cose, genera sempre un certo livello di tensione.

Credo, vuoi per la mia esperienza, vuoi perché l'ho letto e sentito dire tante volte, che la tensione sia la principale causa di sconfitta per qualsiasi atleta: troppo "fiato sul collo" non fa stare nessuno tranquillo, e bisognerebbe cercare di rendere sempre questa tensione una sensazione potenziante e non qualcosa che faccia affrontare la gara col freno a mano tirato. A tal proposito la PNL ci offre un'ottima tecnica: il rilassamento per induzione, e io stesso te ne suggerisco un'altra, ugualmente facile da attuare, ovvero il training autogeno. Entrambe possono sembrare difficili, ma probabilmente sono più complicate da descrivere che da mettere in pratica.

Il **rilassamento per induzione** è una tecnica che ho visto eseguire in alcuni videocorsi sul relax e che consta di tre fasi, che per convenienza ti descriverò come:

- decollo;
- volo;

* atterraggio.

In queste tre fasi, infatti, si cerca di far entrare l'atleta in uno stato di rilassamento, lo si mantiene, e poi lo si fa uscire delicatamente. Si utilizza un approccio definito induttivo, perché si trasmettono all'atleta tanti piccoli input che costringono quasi il suo cervello ad attivare una serie di reazioni che porteranno al rilassamento.

Il concetto di base è, per capirsi, quello di ingannare la mente del nostro interlocutore, e per far questo non c'è bisogno che chiuda necessariamente gli occhi. Il "decollo" è sicuramente la parte più difficile, e ci vuole esperienza per riuscire a capire quali sono le cose giuste da dire. Basta far mettere comodo l'atleta, e cominciare a descrivere cose che sono **assolutamente vere**.

Ad esempio, descrivere che cosa ha davanti è qualcosa di assolutamente vero, allo stesso modo del delineare la sua postura, ma non è invece reale, per esempio, una sensazione derivata da un suono: ciò che magari per noi è un suono fastidioso, al nostro atleta piace, e quindi questo input non verrà registrato dal suo cervello come reale. Ricordati che l'importante è che queste cose siano assolutamente vere e incontestabili, che vengano fornite di una buona descrizione e che soprattutto siano poste all'interno di un discorso scorrevole. Ripeterle come un elenco serve a poco, mentre l'effetto di una vera e propria narrazione è sicuramente migliore.

Un buon esempio potrebbe essere il seguente. L'atleta è seduto su una sedia e ha davanti a sé una borsa e gli spalti dove ci sono varie persone. Noi cominciamo a descrivere: «Mentre sei seduto sulla sedia e osservi gli spalti, potrai notare davanti a te la tua borsa del colore X. Sugli spalti ci sono delle persone, un signore col maglione rosso, una signora col cagnolino…».

Questo potrebbe essere un buon inizio per descrivere cose assolutamente vere, e man mano che diamo al cervello del nostro giocatore input esterni incontestabili, possiamo iniziare anche a trasmettere input interni: facciamo in modo che la sua attenzione si ponga sulla frequenza del respiro, sul battere del proprio cuore. Pian piano dovremo riuscire a spostare gli input assolutamente veri da un piano esterno a uno interno. «… e così, mentre torni a osservare la tua borsa, da seduto come sei, cominci a fare attenzione al tuo respiro, all'alternanza tra l'inspirazione e l'espirazione, se ti concentri bene sentirai il tuo cuore battere, e tutto mentre continui a stare seduto qui di fronte agli spalti...». Facendo così è come se noi settassimo in automatico il suo cervello in una specie di stato di dipendenza dalle nostre parole: è un po' come se, dicendogli tante cose assolutamente vere, il cervello arrivasse a credere che ogni cosa che diremo sarà vera. Sfruttare questo meccanismo inconscio può esserci utile per cominciare a inserire parole che, di volta in volta, si interporranno tra le frasi assolutamente vere: parole che evocano il rilassamento.

« ... e mentre sei intento a fissare gli spalti, dentro di te cominci a sentire una sensazione di lieve rilassamento, osservi la borsa che hai davanti e senti una strana sensazione di calma intorno a te...».

Aumentiamo la frequenza di queste richieste di rilassamento, fino a che non creeremo uno stato tale di rilassamento in cui potremo utilizzare un ottimo stratagemma per completare il "decollo". Una volta che il nostro atleta è rilassato, cominciamo a fargli visualizzare una scala che deve percorrere. Mettiamoci dieci gradini e facciamogli capire che man mano che salirà (o scenderà, fate voi) si rilasserà sempre di più.

Così cominciamo a contare i gradini e a dare input di rilassamento: «… mentre ti senti sempre più rilassato, cominci a visualizzare una grande scala, composta da dieci gradini numerati da uno a dieci, e cominci a scenderla/salirla. Più la percorri e più senti crescere dentro di te quella sensazione di relax, che già ti sta pervadendo: primo gradino, cominci a rilassarti, secondo, un po' di più… dieci, ora sei veramente rilassato…».

Possiamo usare anche diversi toni della voce per indurre ancora meglio il rilassamento: l'utilizzo di un tono più squillante che va pian piano calando con l'avanzare lungo la scala può essere un ottimo e ulteriore input da fornire al nostro atleta. A questo punto si entra nella fase di "volo", in cui, continuando con il nostro racconto, cerchiamo di eliminare le emozioni negative del nostro atleta, di farlo rilassare ancora di più e di assicurargli che tutto andrà bene.

Sottolineiamo sempre quanto si è allenato e quanto è pronto, induciamo in lui la sensazione di sicurezza data dai mezzi che ha, facciamolo sentire forte e pronto a spaccare il mondo, e rassicuriamolo che, una volta "atterrato", tutte queste sensazioni resteranno insieme al suo rilassamento. La parte di "atterraggio" è forse la più semplice. Basterà riutilizzare il trucco della scala per far tornare il nostro atleta fuori dallo stato di rilassamento: gli faremo ripercorrere i gradini al contrario, alzando ad ogni gradino il tono della voce, fino a che non sarà uscito dallo stato di relax e gli assicureremo che è pronto per combattere!

Il rilassamento induttivo è una tecnica facile da apprendere, basta fare un po' di prova anche su se stessi per capire come funziona e adattarlo al meglio alle nostre esigenze, e per questo credo sia utile conoscerlo per poterlo applicare.

Un'altra ottima tecnica è il **training autogeno**. Mi è stata insegnata da un ottimo coach con cui ho avuto la fortuna di lavorare, e credo che sia davvero facile da imparare e da mettere in pratica. Facciamo sdraiare l'atleta e facciamogli chiudere gli occhi. Così disteso, invitiamolo a concentrare la propria attenzione su una parte precisa di un'estremità del suo corpo, che per maggior praticità di solito è rappresentata da un alluce. È necessario tenere un tono di voce basso e rilassato per riuscire a trasmettere meglio la sensazione di relax, magari eseguendo questa tecnica in un luogo silenzioso o con qualche musichetta rilassante di sottofondo. Utilizziamo le parole e il tono di voce per far concentrare l'atleta su quella zona del corpo, l'alluce, e cominciamo a invitarlo a fare in modo che essa "sparisca".

Il nostro atleta deve cominciare a sentire che la sensibilità di quella zona va sempre più scemando, fino a che non riuscirà più a sentirla: possiamo aiutarlo con le parole, dicendogli che pian piano sente l'alluce intorpidirsi sempre di più, ancora di più, per il tempo che riteniamo necessario.

Questa parte è un po' come il "decollo" nel rilassamento induttivo, la più difficile ma allo stesso tempo quella che instaura il meccanismo di partenza che poi l'atleta riuscirà a replicare per tutto il resto del corpo. Per questo ti consiglio di provare prima questa tecnica su te stesso, aiutandoti con il tuo dialogo interiore a perdere la sensibilità, cercando di capire grosso modo quanto tempo occorre prima che tu riesca a non sentire più l'alluce, in modo da tenere questo come riferimento quando eseguirai la tecnica per far rilassare qualcun altro. Una volta ottenuto il primo piccolo risultato, cominciamo a far estendere questa sensazione alle zone adiacenti: al piede, alla gamba, all'altro piede, all'altra gamba, alle mani, alle braccia, aiutando l'atleta a far intorpidire queste parti del corpo sempre con l'utilizzo di una voce tranquilla e rilassata, spostandosi sempre di più dalle estremità al centro fino a che l'atleta non sarà arrivato ad annullare mentalmente la sensibilità fino a sotto al collo.

A questo punto c'è il rischio che si sia addormentato, ma non ci sono problemi. In questo caso basterà alzare un po' la voce per farsi sentire. Invitiamolo così, dopo averlo tenuto alcuni istanti in questo stato di rilassamento mentale e fisico, a sollevare lentamente un braccio, un po' come se stessimo eseguendo l'atterraggio dell'altra tecnica di rilassamento.

Dapprima sentirà il suo braccio pesantissimo, e facciamogli capire che più lo solleverà e più diventerà leggero, come se fosse tirato su da un palloncino gonfiato a elio. Procediamo poi con l'altro braccio, con le gambe e poi passiamo a riaccendere la sensibilità del busto. A questo punto potrete fargli riaprire gli occhi e sarà più rilassato di prima. Alcuni consigli a riguardo: se vi trovaste a dover eseguire questa tecnica prima di andare a dormire, saltate l'ultima parte del risveglio. È una tecnica molto potente, ma uscire dallo stato di rilassamento prima di andare a dormire potrebbe mettere voi, o chi avete fatto rilassare, in uno stato in cui sarà difficilissimo prendere sonno. L'ho provato e non è per niente piacevole. In questi casi basta semplicemente evitare di far uscire la persona dallo stato di rilassamento in cui l'abbiamo messo.

Abbiamo capito quindi come siano importanti le tecniche di relax per portare una persona al rilassamento più completo. Affrontare la gara con la giusta tranquillità è un'ulteriore freccia da far scoccare al nostro arco; ci permette di eliminare le tensioni negative e mantenere solo quelle che servono per spronare l'atleta a dare il meglio di sé.

Inoltre, è giusto aggiungere che, durante lo svolgimento di queste tecniche, è possibile sfruttare gli altri strumenti che la PNL ci offre per poter motivare ancora di più l'atleta e farlo accedere a sensazioni potenzianti. Ne abbiamo parlato nel capitolo scorso:

visualizzazione, ancoraggio e focalizzazione. Usare una tecnica di rilassamento come quella induttiva ci permette di sfruttare la **visualizzazione** per preparare l'atleta alla gara, per farlo accedere a sensazioni che ha vissuto in passato oppure semplicemente immaginate.

Durante il rilassamento è anche possibile utilizzare la tecnica di **ancoraggio**, sia per ancorare le sensazioni potenzianti a dei gesti o per far riemergere quelle sensazioni stimolando appunto i gesti a cui sono state ancorate. Possiamo inoltre riuscire a tornare sulle **convinzioni** limitanti e sfruttare i meccanismi inconsci della mente umana descritti al terzo capitolo, per fare in modo che esse si trasformino in convinzioni potenzianti. È quindi evidentissimo come una corretta gestione delle emozioni attraverso le tecniche di rilassamento possa servirci come ausilio per riuscire a utilizzare tutti gli strumenti che la programmazione neurolinguistica ci offre per motivare i nostri atleti e far affrontare loro la competizione al massimo delle loro possibilità.

SEGRETO n. 28: la gestione delle emozioni attraverso le tecniche di rilassamento della PNL ci permette di poter

sfruttare tutti i metodi di cui siamo a conoscenza per far accedere l'atleta a sensazioni potenzianti.

Un altro aspetto pratico da tenere in grande considerazione è la **strategia** con cui l'atleta dovrà affrontare la gara. Con questa parola intendo tutti quei piccoli dettagli che riteniamo utili per poter portare a casa la vittoria senza problemi: il dispendio di energie, le tattiche da utilizzare, le tecniche per affrontare un avversario piuttosto che un altro.

Tutti quei piccoli accorgimenti che un allenatore preparato arriva a conoscere sempre meglio man mano che fa esperienza. Saper gestire il **dispendio di energie** è un dettaglio di assoluta rilevanza. Pensate se un maratoneta, che corre per quarantadue chilometri, non avesse la più pallida idea di come si affronta una maratona, e sprecasse le sue energie, dato che è partito troppo forte e già a metà gara non ce la fa più.

Sarebbe un completo fallimento. Questo concetto espresso nell'esempio del maratoneta non vale solo per gli sport di resistenza, come la maratona o lo sci di fondo, bensì per ogni sport. I centometristi devono saper gestire le loro energie in quei velocissimi dieci secondi, come lo deve saper fare un maratoneta in due ore e mezzo, una squadra di calcio deve essere in grado di amministrare le proprie energie dall'inizio alla fine della partita così come un pugile sul ring ad ogni round.

L'energia non deve essere gettata al vento per colpa di strategie di gara sbagliate. Valutiamo sempre le condizioni dei nostri atleti, e adattiamo la strategia per fare in modo che le loro energie siano equamente distribuite. È ovvio che ci saranno momenti della competizione in cui sarà necessario un maggior dispendio di forze: la fine di una lunga corsa o i momenti decisivi della partita possono essere gestiti al meglio dal punto di vista energetico se e solo se prima abbiamo gettato le basi per una buona strategia.

Essa consta anche di una buona **tattica** per affrontare i nostri avversari. Non intendo soltanto gli schemi di gioco di una disciplina sportiva di squadra, ma anche quegli accorgimenti con cui magari si imposta una competizione o un singolo match sulla base, ad esempio, di un certo tipo di comportamento, d'attacco o di difesa che sia. Per poter avere una buona tattica, così come per capire quali **tecniche** sono migliori di altre in determinati frangenti, lo "studio" dei propri avversari è essenziale. Infatti, **osservare** i propri antagonisti sia durante la competizione che prima di essa, magari anche guardando video delle loro precedenti prestazioni, può servire a noi coach a valutare i loro punti deboli e le loro qualità, e al gruppo a capire come agire.

Sarebbe stupido, infatti, soccombere ai punti di forza dei nostri avversari, mentre è giustissimo sfruttare i loro punti deboli a nostro favore: giocare sulle debolezze di chi compete contro di noi in modo da metterlo in difficoltà è lecito, quindi utilizziamo questo piccolo accorgimento per partire già con un piccolo margine di vantaggio. Osservare gli avversari, invece, durante la competizione, è molto utile per riuscire a cogliere quei piccoli particolari che caratterizzano le sensazioni che stanno provando in quel momento.

Sono tesi? Sono impauriti? Fate notare, se riuscite a trovarli, questi piccoli particolari ai vostri atleti, e sfruttateli a vostro favore per motivarli. Mettiamo caso che a un atleta si faccia notare che l'avversario che deve affrontare lo teme: sicuramente il nostro allievo si sentirà molto più rassicurato, e scatterà la prima molla di quel meccanismo che potenzia le sue convinzioni. Per cui, se riuscisse ad andare in vantaggio, potrebbe essere un'ottima spinta per trovare la giusta sicurezza, nata dalla convinzione che il suo contendente lo teme. Quella sicurezza che spesso determina l'esito di un incontro.

Quando forzare? Quando trattenere le energie per riuscire poi a farle esplodere quando servono? Come riconoscere i punti deboli e i punti di forza degli altri atleti? Questa è pura **pratica**. Per questo ti ho invitato, subito all'inizio del libro, a seguire quante più competizioni possibili e a prepararti quanto più possibile: perché solo attraverso la pratica costante si riesce a ottenere quella padronanza dei mezzi che ci permette di osservare piccoli dettagli che si celano dietro a una postura poco convinta, dietro a una piccola smorfia di terrore, o a uno sguardo nervoso.

Fare pratica rappresenta il mezzo con cui noi coach riusciremo ad acquisire tutte queste piccole furbizie, attraverso le quali saremo in grado di dare sicuramente una marcia in più all'atleta che porteremo a gareggiare.

SEGRETO n. 29: solo con l'esperienza è possibile valutare al meglio le strategie per gestire il dispendio di energie e per affrontare gli avversari con la giusta motivazione, dopo averli osservati all'opera, prima e durante una competizione.

La continua **motivazione** è strettamente necessaria per un atleta che gareggia, perché rappresenta uno di quei piccoli e impercettibili particolari che fanno la differenza nei momenti di difficoltà. Il modo in cui un coach dovrebbe trasmettere i suoi consigli al proprio gruppo durante la gara è influenzato da molteplici fattori, che possono essere divisi, secondo la mia visione delle cose, in interni ed esterni.

Una persona motivata secondo fattori interni è determinata a gestire le proprie mansioni ed esplicarle con successo: un'ottima leva interna su cui puntare, nello sport, ad esempio, è l'orgoglio personale, cosa che, se sviluppata nel giusto modo, fa sì che gli atleti cerchino sempre di dare il meglio di sé in ogni situazione, facile o difficile. La motivazione che agisce su fattori esterni è rappresentata da tutti quegli elementi – estranei ai sentimenti dell'atleta – che lo spingono a lottare per ottenere risultati.

Possono essere motivazioni come trofei o denaro, ma anche cose meno tangibili come il prestigio e il riconoscimento pubblico, o vie di mezzo tra le due, come una possibile convocazione in nazionale.

Questo tipo di motivazioni, però, perde il suo valore di stimolo quando i bisogni sono stati soddisfatti e non rappresentano più mete da raggiungere. Sarà nostra premura riuscire a non far mai perdere ai nostri atleti la voglia di migliorarsi, alzando ogni volta gli standard e spingendoli a pretendere sempre di più da se stessi.

Durante una competizione possono esserci molte leve su cui premere per riuscire a motivare direttamente il nostro atleta. Alcune di esse possono essere le seguenti:

1. Se ci troviamo davanti ad atleti che non hanno alti standard, possiamo fare leva sul giochino mentale piacere-dolore, per far pensare al nostro giocatore alla vittoria come fonte di piacere e alla sconfitta come sofferenza. Tuttavia questo processo può rivelarsi disastroso per gli atleti che non sopportano tensioni di questo tipo o per chi ha una bassa concezione di se stesso.

2. L'instaurarsi di un rapporto positivo con il gruppo è una delle migliori leve su cui premere. Un allievo che si fida del suo allenatore sarà più disposto a un rimprovero, e un coach che ha un legame positivo e d'intesa saprà benissimo quando rimproverare l'atleta o spronarlo a dare il meglio di sé, saprà quali sono le giuste parole da usare e quali invece sono inefficaci o addirittura dannose.

3. Il terzo metodo è quello che fa leva sui valori e sulle convinzioni dei nostri atleti. Può essere un buon metodo da utilizzare per la motivazione pre-gara, rassicurando il nostro allievo sulle sue potenzialità e sulla sua forza, per trasmettergli senso di sicurezza che potrà solo giovare alla sua prestazione.

Quelli erano metodi di motivazione diretta, mentre definirei indirette tutte quelle azioni che riguardano l'ambiente fisico o psicologico in cui l'atleta si trova a gareggiare: i primi che noterà siamo sicuramente noi, e noi dobbiamo rappresentare un punto di riferimento dal quale attingere sensazioni potenzianti nei momenti di difficoltà.

L'atteggiamento dell'allenatore in questo senso è essenziale, perché basta solamente passare da una visione delle cose negativa a una positiva per poter mettere l'atleta in condizione di sentire la nostra fiducia e fare di tutto per non tradirla.

In questo modo è possibile anche gestire al meglio le nostre emozioni, senza alterarsi se l'allievo fa errori madornali, evitando di far trapelare emozioni negative come rabbia e tensione, che potrebbero influire sulle prestazioni dei nostri atleti. Arrivare a sapere quali sono i comportamenti da tenere è possibile solo grazie a una conoscenza reale delle persone con cui lavoriamo: solo in questo modo, e attraverso una pratica continua, potremo arrivare a sapere alla perfezione quando è arrivato il momento di far sentire al nostro atleta che crediamo in lui, quando è ora di tranquillizzarlo e quando invece c'è bisogno di un grido pronunciato con severità, che sembra quasi far ridestare l'atleta dal torpore in cui era caduto.

L'atteggiamento dell'allenatore è sicuramente uno degli elementi stimolanti per l'atleta durante la gara. Sfruttare l'imitazione inconscia dei giocatori in un momento di trance agonistica è uno dei metodi migliori per instaurare in loro le emozioni che gli trasmettiamo, quindi impariamo a gestirle al meglio e loro assorbiranno i nostri stati d'animo quando ne avranno bisogno! È molto importante capire le esigenze del giocatore e i suoi obiettivi: questi diventano le nostre mete, e grazie a loro possiamo utilizzare quegli ottimi strumenti che la PNL ci mette a disposizione per motivarli a realizzare i loro sogni. Comunicare efficacemente con i nostri atleti può fornirci tutte le informazioni sulle loro esigenze, sui loro desideri e può esserci d'aiuto per riuscire ad accompagnarli verso il raggiungimento del successo.

SEGRETO n. 30: l'intesa nata dall'esperienza di un lavoro giornaliero insieme ai nostri atleti ci porta a conoscere quali sono i migliori mezzi di motivazione interni ed esterni da adottare per dirigere gli allievi verso il successo.

Come avrai sicuramente capito, è l'esperienza quella che ha portato i migliori allenatori a diventare ciò che sono. Solo facendo esperienza anche tu potrai arrivare a conoscere al meglio tutti i segreti per condurre al meglio una gara e conoscere quei piccoli dettagli su cui fare leva per motivare al meglio i tuoi atleti.

Partecipa alle competizioni, fai in modo che i tuoi atleti si facciano le ossa e che tu stesso possa farti le ossa partecipando alle gare come coach, sbagliando e imparando dai tuoi errori, sperimentando ciò che ritieni giusto e applicando ciò che, per esperienza acquisita, ritieni utile.

È questo il vero segreto dei più grandi coach sportivi di tutti i tempi: la pratica. Lo sport è pura pratica, e solo facendo molta esperienza si diventa padroni dei propri mezzi. La competizione è ormai passata, abbiamo ottenuto i nostri risultati. Sono stati soddisfacenti? Sono stati deludenti? Come dovrai affrontare i giorni successivi alla gara?

Nel prossimo capitolo scoprirai qual è la giusta filosofia con cui affrontare le vittorie e le sconfitte, quali sono i criteri per impostare l'allenamento dopo grandi sforzi e ti rivelerò un piccolo segreto della PNL, forse quello più importante. Cosa aspetti a voltare pagina?

RIEPILOGO DEL GIORNO 6:

- SEGRETO n. 26: per affrontare la gara il riscaldamento fisico è strettamente necessario, perché non solo rende il fisico pronto allo sforzo, ma dà anche sicurezze all'atleta.

- SEGRETO n. 27: il riscaldamento mentale consiste nella visualizzazione dei movimenti richiesti all'atleta nella gara, nel rievocare sensazioni potenzianti e preparare l'atleta ad affrontare le difficoltà della gara.

- SEGRETO n. 28: la gestione delle emozioni attraverso le tecniche di rilassamento sviluppate dalla PNL ci permette di poter sfruttare tutti i metodi di cui siamo a conoscenza per far accedere l'atleta a sensazioni potenzianti.

- SEGRETO n. 29: solo con l'esperienza è possibile valutare al meglio le strategie per gestire il dispendio di energie e per affrontare gli avversari con la giusta motivazione, dopo averli osservati all'opera, prima e durante una competizione.

- SEGRETO n. 30: l'intesa nata dall'esperienza di un lavoro giornaliero insieme ai nostri atleti ci porta a conoscere quali sono i migliori mezzi di motivazione interni ed esterni da adottare per dirigere gli allievi verso il successo.

GIORNO 7:
Come comportarsi nei giorni seguenti la gara

La gara ormai è andata. Abbiamo appena finito di sfidare i nostri avversari nell'arena e tutto ciò che è accaduto non si potrà ripetere mai più. È la dura realtà dello sport questa: non esisterà mai una competizione uguale a un'altra, perché ogni competizione è fine a se stessa e diversa da ogni altra che ci troveremo a fare.

Gioiremo delle vittorie e piangeremo delle sconfitte, perché è normale e nessuno può negare i sentimenti, ma quest'ultimo capitolo non è stato scritto soltanto perché volessi chiudere la settimana con sette capitoli, ma per fare in modo che tu, che ormai conosci quasi tutti i segreti di questa professione, arrivi a capire con quale atteggiamento è giusto affrontare i giorni seguenti alla gara, siano essi di giubilo o di pianti.

Ho imparato in questi ultimi tempi, in cui mi interesso di programmazione neurolinguistica, che una delle caratteristiche

che ha portato gli uomini di successo a essere quelli che sono è la loro capacità di riuscire a vedere il bicchiere sempre mezzo pieno. Loro affrontano la vita con ottimismo, spinti dalla sicurezza di riuscire in qualche modo a realizzare i loro sogni, a costo di fallire anche mille volte.

Sono celebri casi di uomini famosi come Walt Disney, la penna che ha creato il celebre personaggio Topolino, ma anche colui che ha progettato per la prima volta nella storia un parco di divertimenti a tema con l'ingresso a pagamento.

Quando all'epoca decise di dare vita ai suoi progetti, Walt Disney si recò nelle sedi di circa centosettanta banche diverse a chiedere un prestito, che puntualmente gli veniva negato. Secondo i vari direttori il suo progetto era solo il sogno di un pazzo visionario e, anche se qualcuno gli avesse concesso i fondi monetari necessari alla realizzazione, di sicuro non avrebbe fatto successo.

Ma Walt non si dette mai per vinto, e ogni fallimento diventò per lui un motivo per riprovare, fino a che non riuscì a ottenere quei finanziamenti, e ora non solo Disneyland è il più grande e famoso parco giochi del mondo a tema, ma poco dopo ne sono nati tantissimi altri sparsi per tutto il mondo. Se Disney non avesse mai affrontato tutte queste sconfitte con ottimismo, adesso probabilmente la massima espressione del divertimento sarebbero ancora le sagre di paese. Bellissime, per carità, ma niente a che vedere con Disneyland.

Affrontare tutta la vita con ottimismo è ciò che ti aiuterà al meglio per fronteggiare le conseguenze, positive o negative, delle tue azioni. Questo non vuol dire che tu debba sentirti un dio onnipotente, perché ti porterebbe a non focalizzarti sui problemi, però non cadere mai nel pessimismo cosmico che la società e i media ci infondono.

Di conseguenza, sulla scia di ciò che sto predicando, affronteremo un immaginario post gara con il giusto ottimismo. Il nostro atleta è salito sul gradino più alto del podio e abbiamo passato la sera a stappare bottiglie di spumante e a brindare con tutta la squadra per la vittoria. Una bella sensazione, vero? Se però la vittoria rimanesse fine a se stessa, non sarebbe servito a nulla ottenerla. È possibile imparare molto dalle vittorie che otteniamo. Ad aver fiducia in questa concezione della vita e dello sport è l'attuale allenatore del volley femminile della Scovolini Pesaro – e anche della nazionale brasiliana di pallavolo – José Roberto Guimaraes, conosciuto ai più col soprannome di Zé Roberto.

Ho letto in un articolo di una rivista sportiva che quest'uomo ha come filosofia d'allenamento quella di lavorare sulla mentalità dei propri atleti trasformandoli in vincenti, facendo loro capire l'importanza della vittoria non come evento fine a se stesso, ma come momento da cui imparare.

La squadra di Pesaro, per esempio, risulta imbattuta in campionato dal 30 marzo 2008, e ha infilato da allora una striscia di trentadue vittorie consecutive tuttora in corso, cominciando dalla Coppa CEV 2008 e passando per lo scudetto, per la Supercoppa italiana e tutte le partite della fase di qualificazione della Champions League del 2009. In mezzo c'è stata solo una sconfitta, nella finale di Coppa Italia 2008. Prima di allenare le donne, Zé Roberto ha preparato anche la nazionale brasiliana maschile, che ha condotto alla vittoria nell'Olimpiade di Barcellona del 1992. Quella sua idea che a vincere si impara dalle vittorie, in effetti, ha una sua logica stringente. Per sapere come si fa a vincere, è più utile guardare le squadre che vincono piuttosto che quelle che perdono. Osservare come fanno e cercare poi d'imitarle sono la giusta spinta per provare a superarle sulla stessa strada.

È un atteggiamento che può sembrare presuntuoso, ma tutt'altro. È realista. Per Zé Roberto ciò si traduce nel far giocare il suo Brasile come Pesaro, e viceversa. Sembra che Zé Roberto, ad esempio, faccia allenare spesso le sue ragazze con dei maschi di serie C. I maschi sono capaci di dare più velocità e potenza alla palla, e in questo modo abitua la sua squadra a giocare più velocemente, a cercare di ottenere standard più alti.

I risultati di questi allenamenti si traducono in ulteriori vittorie rispetto a quelle abituali, e quindi questo testimonia che la teoria di Guimaraes funziona. C'è una commedia di Eduardo De Filippo che si intitola *Gli esami non finiscono mai*. La vita è un po' un esame che non finisce mai, e questa deve essere la mentalità giusta per un coach che lavori in qualsiasi disciplina sportiva. Se i nostri atleti sono arrivati a vincere delle competizioni, questo non significa che è finita lì. Una vittoria non è niente se nella gara successiva i risultati sono deludenti: l'opinione pubblica penserà che sia stato un colpo di fortuna e una batosta influenzerà negativamente l'autostima dei nostri allievi, e noi questo non lo vogliamo!

L'atteggiamento giusto è quello di pretendere ancora di più. Quando si arriva ad avere gli spicchi della nostra ruota della vita quasi al massimo, è giunta l'ora di alzare gli standard. È questa la giusta filosofia con cui noi dobbiamo lavorare e che dobbiamo trasmettere ai nostri atleti: gli esami non finiscono mai, e se vogliamo cavalcare la cresta dell'onda dobbiamo cercare di rimanerci sopra senza cadere.

La storia di Zé Roberto ci insegna proprio questo: a non sentirsi mai arrivati, a non pensare mai di non doversi migliorare ancora. Un vero campione è colui che vuole migliorare sempre di più ogni giorno che passa, perché chi si ferma è perduto (o ha deciso di ritirarsi, e allora non lo biasimo). Impariamo a migliorarci prendendo la vittoria non come un punto d'arrivo, ma come un punto di partenza. Ogni vittoria significa una nuova pagina da leggere, e ogni pagina che voltiamo è passata, noi non possiamo fare altro che sfruttare la situazione per migliorare noi stessi e i nostri atleti, per alzare i loro standard e trasmettergli continuamente questa filosofia che non servirà loro soltanto nello sport, ma anche nella vita.

SEGRETO n. 31: affrontare una vittoria come un punto di partenza e non come un punto d'arrivo è la giusta filosofia per migliorare continuamente le prestazioni e la mentalità dei nostri atleti.

Tuttavia, una gara ha anche l'altro risvolto della medaglia: la sconfitta. Lo sport è fatto di questo, di vittorie e di sconfitte, e ritengo sia giusto considerare sempre la sconfitta nello stesso modo in cui affrontiamo una vittoria, e cioè come un punto di partenza e non come la fine delle nostre speranze. Come ho già detto più volte nel corso del mio libro, il giusto modo per affrontare una sconfitta non è di certo stare a piangere sul latte versato. Il passato è passato e fino a oggi non abbiamo ancora scoperto il modo per viaggiare nel tempo e modificarlo; quindi per ora dobbiamo accontentarci di sfruttare il passato come evento potenziante e non limitante. Abbiamo fallito, è vero, ma a cosa serve stare a disperarsi? Non faremo altro che continuare a fallire. La PNL insegna a volgere il proprio sguardo sempre verso il futuro. Un buon coach non si chiede mai "perché", ma si chiede "come". Come possiamo fare a rendere questa sconfitta una motivazione per migliorarsi e continuare a lottare fino in fondo?

Chiedersi "come" proietta la nostra mente al futuro, chiedersi "perché" invece ci ancora alle zavorre del passato e non ci fa focalizzare sui nostri obiettivi. Chiediamoci come risolvere ciò che s'è verificato, gli errori che i nostri atleti hanno fatto, gli sbagli che noi abbiamo commesso, cos'è mancato e anche, giustamente, cos'hanno avuto gli avversari più di noi.

Accettiamo la sconfitta, perché qualcuno migliore di noi nella vita lo troveremo sempre, ma non abbattiamoci mai, anzi: prendiamola sempre come uno spunto per diventare migliori di quello che già siamo, per avere una continua evoluzione che, con dedizione, passione e costanza, ci porterà prima o poi a vincere qualcosa. Una sconfitta ci permette di capire non solo quali sono i nostri limiti rispetto ad altri atleti o allenatori, ma ci fa capire anche che queste persone possono essere raggiunte se ci impegniamo, ci fa comprendere che possiamo spingerci sempre al di là delle nostre attuali possibilità.

Non prendere mai la sconfitta come un fallimento, così non farai altro che creare frustrazione, prendila come una sfida con te stesso e fa in modo che il tuo atleta segua la tua stessa filosofia e non si abbatta mai.

Cerca sempre, dopo una sconfitta, di capire i motivi per cui è avvenuta, utilizzandoli a tuo favore per capire **come** provare a cancellare gli errori in futuro. Hai tanti modi per fare questo, e il primo è sicuramente quello più semplice e alla portata di tutti: guardare e osservare. Osservare il tuo atleta in gara ti permette di capire ciò che sbaglia, ciò che va e ciò che non va, ma anche quello che i suoi avversari hanno più di lui. L'analisi ti permette di avere una migliore visione d'insieme della sconfitta e di capire quali sono stati i difetti tuoi e quelli del tuo atleta, ma anche quali sono stati i pregi degli avversari. In questo modo potrai già avere una base su cui lavorare, potrai valutare cosa modificare nell'allenamento fisico e come lavorare sulla mentalità del tuo atleta per migliorarla ancora di più. Per quanto riguarda la mente e le sensazioni, infatti, è sempre utile parlarne. Non consideriamo mai un giocatore come un cavallo da corsa a cui basta dare la biada per farlo correre: è un essere umano, e prova emozioni e sentimenti. Proviamo a parlarci, a chiedergli quali sensazioni ha provato durante la gara, soprattutto quando si è reso conto di essere vicino alla sconfitta.

Paura? Frustrazione? Rabbia? La PNL, come hai letto nei capitoli precedenti, ci ha messo a disposizione tantissime tecniche per rendere potenzianti queste emozioni limitanti. Possiamo lavorare sulla mentalità del nostro atleta utilizzando gli strumenti che ti ho descritto, provare a farlo accedere ai suoi stati d'animo relativi al momento della sconfitta e cercare di allontanarli sostituendoli con degli stati d'animo potenzianti.

Lavoriamo molto su questo aspetto, specialmente dopo una sconfitta, e preoccupiamoci di farlo sempre il prima possibile: più tempo passa e più le convinzioni limitanti che si sono create nella mente dei nostri allievi si approfondiranno, e saranno sempre più difficili da estirpare.

Un ultimo consiglio puramente pratico è filmare le prestazioni dei propri atleti, se è possibile. Rivedere ciò che è successo senza la tensione della gara può risultare a volte molto utile per cogliere a mente fredda quei particolari che invece in una situazione tesa, sono sfuggiti.

Visualizzare un video con l'atleta aiuta a notare gli errori prettamente tecnici e tattici, e le mancanze fisiche. Ci aiuta perché, dopo averlo guardato e dopo aver notato nuovi particolari, è possibile modificare i nostri piani di allenamento per lavorare sugli errori e sulle mancanze, e in questo modo potremo provare a migliorare sempre le prestazioni dei nostri pupilli. Richard Nixon, ex presidente degli Stati Uniti d'America, diceva:

«È necessario imparare a sopravvivere alle sconfitte: è in questi momenti che si forma il carattere.» E penso che avesse pienamente ragione. Le sconfitte non sono fallimenti, sono trampolini di lancio verso la crescita nostra e dei nostri atleti: ricordati che, se studierai a fondo le cause degli insuccessi, potrai sempre trovare il modo per migliorarti nelle prestazioni successive!

SEGRETO n. 32: è un atteggiamento vincente prendere la sconfitta non come fallimento, ma come motivo per lavorare su se stessi, migliorarsi, e in futuro cercare di non sbagliare.

Allora, come dobbiamo comportarci dopo la gara? Che tipo di allenamento, di modifiche, apporteremo al nostro lavoro? Cosa è giusto fare e cosa invece è meglio evitare? L'allenamento post gara è, secondo me, una parte molto delicata. È il momento in cui bisogna far recuperare al nostro atleta le fatiche dell'incontro. Dal punto di vista fisico non è efficace oberarlo di carichi eccessivi nei giorni seguenti a un affaticamento fisico e mentale così ingente come quello di una competizione.

A meno che le gare non siano a ridosso l'una dell'altra, come nel caso delle partite settimanali di un campionato, bisogna sempre cercare, almeno nei primi due o tre giorni dopo, di far riposare l'atleta e di fargli recuperare quegli sforzi che, molto probabilmente, si saranno tradotti in dolori muscolari tipici del post gara. Per questo è necessario tenere sempre conto dell'età dei nostri atleti, perché più grandi sono e più hanno bisogno di recuperare, e anche del sesso. Sembra che le donne durante una gara sprechino meno energie, poiché sarebbero in grado di amministrarle meglio. Se alleniamo delle ragazze, possiamo anche permetterci di far recuperare lo sforzo in un tempo minore rispetto agli uomini e valuteremo la durata del recupero a seconda delle situazioni.

La linea da seguire, se le gare non sono strettamente a ridosso l'una dell'altra, è quella di far recuperare grossi sforzi almeno per tutta la settimana successiva, prediligendo un periodo d'allenamento improntato soprattutto sullo scarico e lo stretching. Quest'ultimo aiuta il defaticamento muscolare, quindi sfruttiamolo. Per quanto riguarda i casi in cui le competizioni siano una a ridosso dell'altra, è utile innanzi tutto stilare bene il programma d'allenamento in modo da gestire i vari appuntamenti a seconda della loro importanza, ma bisogna sempre dare almeno un paio di giorni ai nostri atleti per recuperare.

Quindi, nel caso di incontri di campionato distribuiti ogni fine settimana, la miglior cosa sarebbe dare un giorno di riposo post gara ad ogni atleta e fare lavoro di defaticamento il secondo giorno dopo la competizione, per poi riprendere i nostri allenamenti secondo la tabella di marcia già programmata. Sarà molto utile lavorare, con i metodi descritti nei capitoli precedenti, sulla mentalità degli atleti, sia che essi abbiano conseguito una vittoria sia una sconfitta, e magari concentrarsi un po' meno sul lato della preparazione atletica. Potrà capitare che i nostri atleti abbiano dei dolori muscolari, è normale.

La tensione di una gara crea tante piccole contratture muscolari, che fanno lavorare i muscoli molto di più, determinano un consumo maggiore di ossigeno e portano alla produzione di acido lattico. Questo provoca dolore, ma viene smaltito dall'organismo in poco tempo, con una buona dose di lavoro aerobico.

Quello che ti consiglio per eliminare i dolori sono esercizi blandi, lenti e brevi. Un ottimo modo per curare i dolori alle gambe, ad esempio, è quello di far fare allunghi a ritmo blando di corsa su trenta metri, alternati ad ampi periodi di recupero, in cui gli atleti camminano. È un lavoro puramente aerobico che aiuta l'organismo a smaltire più velocemente l'acido lattico che ha accumulato durante lo sforzo e quindi aiuta a far sparire i dolori.

SEGRETO n. 33: dopo la gara è necessario favorire il riposo e il defaticamento muscolare piuttosto che cominciare subito a lavorare a pieno ritmo.

Siamo giunti al momento in cui mi tocca rivelarti quel segreto di cui ti ho parlato nello scorso capitolo e che, per come la vedo io, è l'ultima cosa che devo insegnarti con questo libro e al contempo una delle più importanti. Perché potrai aver frequentato corsi e appreso le basi per diventare un buon coach, avrai imparato quali atteggiamenti tenere con gli atleti, come fare la selezione e come lavorare sulle loro convinzioni; potrai aver stabilito ottimi obiettivi, piani d'allenamento perfetti e conseguito anche buoni risultati, ma questo è un grande segreto e conoscerai un piccolissimo dettaglio che ti renderà speciale.

Poiché qualsiasi persona che vuole avere successo in tutti i campi della vita, dovrebbe poter usufruire di quello che in PNL viene chiamato **modellamento**. Che cos'è? Te l'ho anticipato già nel primo capitolo, ma adesso cercherò di spiegarti per filo e per segno in cosa consiste questo grande strumento che la programmazione neurolinguistica insegna.

I due fondatori della PNL, Richard Bandler e John Grinder, avevano notato di essere arrivati a un effettivo miglioramento inconscio delle loro capacità lavorative, stando a contatto per lungo tempo con persone eccellenti nella loro attività. Decisero quindi di cercare una spiegazione a questo fenomeno: perché stando a contatto con dei geni il nostro modo di agire diventa simile al loro?

Trovarono nel **modellamento** la risposta. Esso è uno strumento che ti servirà per capire i metodi con cui i coach eccellenti agiscono nel loro lavoro, consapevolmente o meno. I due fondatori della PNL si chiesero perché un grandissimo psicoterapeuta come Milton Erickson riuscisse a trasmettere, mentre parlava con le persone, alcune sensazioni particolari e perché invece, nonostante i suoi insegnamenti, i propri allievi non fossero assolutamente capaci di comunicarle. Erano forse degli inetti? No.

Il problema stava nel fatto che neanche lo stesso Erickson sapeva i motivi per cui si comportava in certi modi, era una cosa inconscia. Bandler e Grinder passarono nove mesi con lui, semplicemente a guardarlo, per trovare degli schemi di comportamento che inconsciamente il genio aveva, per poi provare a replicarli come un bambino imita i genitori per apprendere a camminare, parlare ecc.

Perché effettivamente il modellamento è ciò che tutti, da piccoli, facciamo. I bambini guardano i genitori camminare e imparano a fare lo stesso. Perché lo fanno? Come ci riescono? "Modellandoli" inconsciamente. Essi non sanno ciò che stanno facendo, però lo fanno perché inconsciamente gli viene da farlo. È questo quindi il segreto del modellamento: osservare chi è più bravo di noi.

Troppe volte le persone, quando si trovano a contatto con qualcuno che è migliore di loro, invece di accettare la cosa e prenderla come uno stimolo a migliorarsi, provano solamente invidia, un sentimento che non porterà mai a nessun risultato. La PNL non prevede un atteggiamento di chiusura, ma di avvicinamento e di apertura mentale volta alla continua evoluzione. Non invidiare che è più bravo di te, ma prendilo come un obiettivo da raggiungere e, se ti riesce, da superare. Ricordati che non è necessario sapere tutto di qualsiasi cosa, perché troverai sempre qualcuno che ne sa più di te.

Ed è in quel momento che tu dovrai essere capace di estrapolare le cose che non sai da chi già le sa, da chi è migliore di te. Solo così potrai imparare velocemente da quegli allenatori che ottengono più risultati di te. Osservare il genio nel suo contesto è la base del modellamento. Non pretendere di riuscire a trarre qualche insegnamento da un coach più bravo di te mentre si sta facendo la doccia, perché non è quello il momento in cui imparerai qualcosa: solo osservandolo nel contesto in cui eccelle sarà per te possibile vedere quei piccoli particolari che lo contraddistinguono e lo rendono unico.

C'è una corrente di pensiero, in PNL, che vede il modellamento come un meccanismo conscio della mente. Secondo Robert Dilts, un autore che razionalizza molto i principi della programmazione neurolinguistica, esponendoli sempre con tono molto scientifico, il modellamento avviene sempre su un piano conscio. Secondo lui, infatti, osservando il genio all'opera e facendosi una serie di domande razionali su come esso agisce, è possibile tirar fuori delle regole. Io non sono tanto d'accordo. Perché un bambino che modella i genitori quando impara a parlare non si fa domande su come si fa a dire "mamma", ma lo fa e basta perché glielo dice il suo inconscio.

Infatti, secondo me, è molto più potente il modellamento inconscio, professato, per capirsi, da un altro grande autore di saggi sulla programmazione neurolinguistica come John Grinder. Secondo lui, è molto più facile mettersi in condizione di poter assorbire tutto quello che un genio ci trasmette semplicemente osservandolo e lasciando registrare al nostro inconscio quelle cose. Forse è meno immediato come apprendimento, e forse sarà necessario passare più tempo col coach da cui vogliamo imparare, ma i risultati saranno sicuramente migliori.

Non so se vi è mai capitato di passare un po' di tempo con persone che non sono della vostra regione e hanno cadenze dialettali diverse. Provate a trascorrere una settimana con individui che parlano con un accento diverso dal vostro, e vi ritroverete a perdere inconsciamente il modo di parlare che usate di solito. Perché è sempre presente un processo di modellamento inconscio in noi: se avete a che fare spesso con una persona che compie determinati gesti finirete per farli anche voi, e la crescita non implica la perdita di questa capacità.

Magari ci vorrà più tempo, dovrete stare molto a contatto con chi volete modellare, ma quello che imparerete da un modellamento inconscio non lo perderete mai più. Per fare in modo che questo avvenga anche quando non siamo a contatto con chi vogliamo modellare, è possibile provare a immedesimarsi in quella persona. In un corso sul modellamento di Giacomo Bruno, una persona si è immedesimata così bene in Milton Erickson da arrivare a dire cose che neanche lui stesso pensava di poter dire.

Immedesimarsi è un mezzo potentissimo per riuscire a comprendere i meccanismi comportamentali di chi stiamo modellando, e più stiamo a contatto col genio e più acquisiremo dati ai quali far accedere la nostra mente durante l'immedesimazione. Questo ovviamente non vuol dire che possiederai tutte le conoscenze del tuo genio. Se modelli un medico che fa la diagnosi di una certa malattia, potrai acquisirne i metodi e i comportamenti eccellenti, ma la pura conoscenza tecnica deriva dall'esperienza e dalla preparazione, e dovrai fare qualcosa anche tu per acquisire queste nozioni teoriche.

SEGRETO n. 34: il modellamento consiste nell'osservare i coach più bravi di noi all'opera, lasciando registrare alla nostra mente i loro comportamenti vincenti, come i bambini quando imparano dai genitori.

Una buona metodica di modellamento dovrebbe essere basata sui seguenti principi:

- identifica il tuo modello e osservalo all'opera;
- mettiti nella condizione di un bambino che non sa niente;
- osservalo attentamente, magari per un po' di tempo, e fa acquisire alla tua mente gli schemi;
- ripetili in contesti simili fino a che non ottieni risultati;
- codifica gli schemi in regole applicabili da tutti;
- insegna ad altre persone, che non sono mai state a contatto col genio, i tuoi schemi fino a che non ottengono risultati.

Quando osservi un genio mettendoti nei panni di un bambino che non sa nulla, la tua mente si setta su un processo automatico di apprendimento inconscio. I primi tempi sarà più difficile, ma perseverando e facendo esperienza riuscirai a migliorare il tuo modellamento.

Aprendo al massimo la mente come un bambino che non sa niente, riesci ad acquisire inconsciamente gli schemi che il genio mette in pratica nello svolgimento del suo lavoro. È vero che per un bambino è sicuramente più facile, ma con un po' d'allenamento sarai in grado anche tu di riuscirci. Non è detto che tu ci riesca subito, o che tu ottenga risultati immediati, ma l'atteggiamento vincente che t'ho insegnato in questo libro ti porterà ad avere il coraggio di provare a rimetterti in gioco.

Non sei riuscito a modellare il tuo punto di riferimento? Torna in contatto col genio ancora una volta e prova a ripetere il modellamento per acquisire nuovi schemi; riprova ad applicarli ancora e ancora fino a che non trovi il metodo giusto.

Sperimenta, fai esperienza, è questo il vero modo per riuscire sempre a ottenere qualcosa, e quello che acquisirai ti rimarrà, perché l'apprendimento inconscio è sì un processo più lento, ma anche più potente ed efficace rispetto al modellamento conscio. Non servono grandi sforzi per farlo: bastano i tuoi occhi, la tua bocca e le tue orecchie. Come dicono molti autori:

«Ci sono stati concessi due occhi, due orecchie e una sola bocca in modo da poter osservare e ascoltare il doppio di quanto parliamo».

Osserva sempre il genio all'opera, prova a parlarci se ti è concesso. Basta un semplice dialogo per capire tante cose: la sua determinazione, come affronta il suo lavoro, ciò che crede giusto e sbagliato. Prova, quando ci parli, a metterti in uno stato tale da entrare in sintonia con le sue emozioni, con i suoi valori, e cerca di estrarre tutto quello che puoi. A questo punto, quando riterrai di aver appreso quanto più possibile, prova a mettere in atto ciò che l'inconscio ti dice di fare, ciò che credi sia il giusto comportamento. Prova, e prova ancora fino a che non otterrai risultati tangibili.

Quando avrai ottenuto dei risultati, dovresti essere in grado di schematizzare ciò che hai imparato, di fare ciò che fecero Bandler e Grinder osservando Milton Erickson, cioè mettere per iscritto le regole dei comportamenti che avevano acquisito dal genio. Prova poi, se vuoi, a trasmettere questi insegnamenti ai tuoi allievi, lavorando sui particolari, trasmettendogli quegli schemi basati sulle regole che tu stesso hai codificato. Quando otterrai risultati anche da loro, che non sono mai stati a contatto col genio, capirai di aver modellato bene chi è migliore di te.

SEGRETO n. 35: per modellare un genio bisogna mettersi nei panni di un bambino, imparare inconsciamente, osservando, provando a imitare il genio e poi codificare i suoi insegnamenti e trasmetterli ad altre persone finché non ottengono risultati.

Ricordati di essere sempre aperto con la mente, di agire determinato a raggiungere la vittoria ma con flessibilità. Sprona i tuoi ragazzi a dare sempre il meglio di se stessi, a non credersi arrivati se riescono a ottenere delle vittorie e a non sentirsi dei falliti se invece vengono sconfitti. Sperimenta sempre le novità e sii sempre flessibile: formula dei buoni obiettivi, ma seguili in modo da riuscire ad affrontare gli ostacoli senza sbatterci contro, per la pura testardaggine che ti spinge a perseguirli. Scrivi i tuoi piani d'allenamento e annota tutto quello che fai, che hai fatto o che farai, tutto ciò che c'è da correggere o da migliorare ancora.

Capisci l'importanza dell'allenamento mentale, e sperimenta gli strumenti che la PNL ti offre per motivare i tuoi atleti e cancellare le loro convinzioni limitanti.

Cambia te stesso prima di cambiare gli altri: se sei un debole loro diventeranno deboli. Credici sempre, anche quando sembra che domani non possa sorgere il sole, credici sempre e non mollare mai. Perché la verità è questa, e se non molli mai, ce la potrai fare **sempre**.

RIEPILOGO DEL GIORNO 7:

- SEGRETO n. 31: affrontare una vittoria come un punto di partenza e non come un punto d'arrivo è la giusta filosofia per migliorare continuamente le prestazioni e la mentalità dei nostri atleti.

- SEGRETO n. 32: è un atteggiamento vincente prendere la sconfitta non come fallimento, ma come motivo per lavorare su se stessi, migliorarsi, e in futuro cercare di non sbagliare.

- SEGRETO n. 33: dopo la gara è necessario favorire il riposo e il defaticamento muscolare piuttosto che cominciare subito a lavorare a pieno ritmo.

- SEGRETO n. 34: il modellamento consiste nell'osservare i coach più bravi di noi all'opera, lasciando registrare alla nostra mente i loro comportamenti vincenti, come i bambini quando imparano dai genitori.

- SEGRETO n. 35: per modellare un genio bisogna mettersi nei panni di un bambino, imparare inconsciamente, osservando, provando a imitare il genio e poi codificare i suoi insegnamenti e trasmetterli ad altre persone finché non ottengono risultati.

Conclusione

Ho fatto tanta esperienza nel mondo dello sport, ma durante tutti gli anni in cui sono stato nell'ambiente agonistico non ho mai conosciuto qualcuno che mi insegnasse quello che mi ha dato la programmazione neurolinguistica.

Ritengo, infatti, che la stragrande maggioranza dei coach italiani non conosca le basi della psicologia sportiva, ma, al contrario, molti degli appartenenti a questa categoria riescono, senza cognizione di causa, ad agire nel senso opposto: i loro rimproveri senza senso, la loro ansia, la loro incapacità comunicativa, la loro mancanza di preparazione fanno sì che un numero molto alto di atleti con infinite potenzialità finisca per schifare lo sport e preferire altre strade.

Quello che non capiscono queste persone è che non tutti siamo uguali, e che non esistono parametri fissi da seguire. Avere i paraocchi ci rende simili ai cavalli: gran belle bestie, sì, però se siamo noi la specie dominante del pianeta terra e non gli equini un motivo ci sarà. Io vorrei solo che i lettori di questo libro possano aprire la propria mente, e capire forse che non si può stare aggrappati con le unghie a una convinzione limitante solo perché ce l'hanno insegnata i nostri maestri; d'altronde, nel nuovo millennio, non è poi così corretto continuare a professare idee obsolete.

Credete che se Dick Fosbury e Roger Bannister avessero pensato di rimanere attaccati alle convinzioni limitanti della loro epoca, lo sport moderno sarebbe lo stesso? Io vorrei che i coach che leggono il mio libro capissero che la mente deve essere sempre aperta alle novità, e che non bisogna arrivare mai al punto di dover cambiare solo per una questione di *giocoforza*, ma bisogna essere sempre pronti e vigili a recepire ogni singola novità che l'ambiente sportivo sta portando alla ribalta nel momento in cui viviamo.

Ho visto e conosciuto tantissimi coach all'opera con atleti dalle potenzialità incredibili, che non erano espresse. Perché? Perché questi coach pretendevano di insegnare loro le cose secondo dei meccanismi standard. Ma non tutti sono uguali, bisogna imparare sempre a capire ciò che va bene o no a qualcuno: non si può pretendere che il metodo standard per allenare in un dato sport valga per ogni atleta! Dobbiamo adattarci, arrivare a essere così coscienti della varietà del mondo da non poter far altro che accettarla e adattarsi ad essa. Ricordati che non sei tu a imporre le regole della vita alla tua vita, ma è la tua vita a imporre a te le sue regole.

Se ti troverai davanti qualcuno diverso da te, non pretendere che cambi perché tu non sei capace di adattarti: cambia prima te stesso, e così potrete sintonizzarvi sulla stessa lunghezza d'onda!

Quando ho avuto l'idea di scrivere questo libro, mi sono reso conto che forse il mondo dello sport ha davvero bisogno di un testo del genere, con cui confrontarsi e grazie al quale capire che sì, è vero, ci sono cose che sono giuste e bisogna continuare a insegnarle, ma anche che, in fin dei conti, cambiare in meglio non è mai così male rispetto al rimanere ciò che si è e continuare a limitare il nostro raggio d'azione. Non prendere le mie parole come la verità assoluta: io voglio solo poterti dare dei consigli e degli spunti presi da ciò che ho imparato in una carriera abbastanza lunga e bella, ma anche da ciò che ho letto, visto e sentito dire da chi era migliore di me. Ricordati che esisterà sempre qualcuno migliore di te, ma non invidiarlo, anzi: prendilo sempre come un punto di riferimento, come la stella polare che ti guiderà nella notte quando non saprai più da che parte andare.

Impara i giusti atteggiamenti da tenere in allenamento, in gara, insegna ai tuoi atleti cosa significa essere seri, puntuali, costanti e vincenti. Lavora sulla loro mente, non ti scordare il paragone della catena, e non dimenticare mai che se solo un anello della catena fosse debole, questa potrebbe spezzarsi.

Affronta lo sport in modo sempre positivo, cerca di trovare il buono nelle cose e nelle persone anche quando sembra che non ci sia più nulla da fare. Non smettere mai di credere nelle tue potenzialità, in quelle del tuo atleta, applicati con costanza e con passione, credi in te stesso e in ciò che fai, ma non limitarti a seguire solo una strada: provale tutte, abbi il coraggio di fallire e l'abilità di rendere le sconfitte potenzianti, e prima o poi riuscirai a diventare un campione.

Spero che il mio testo ti sia stato utile, e ti auguro di sollevare al più presto il trofeo più prestigioso a cui tu possa arrivare.

Buona fortuna!

Riccardo Ageno